JN246231

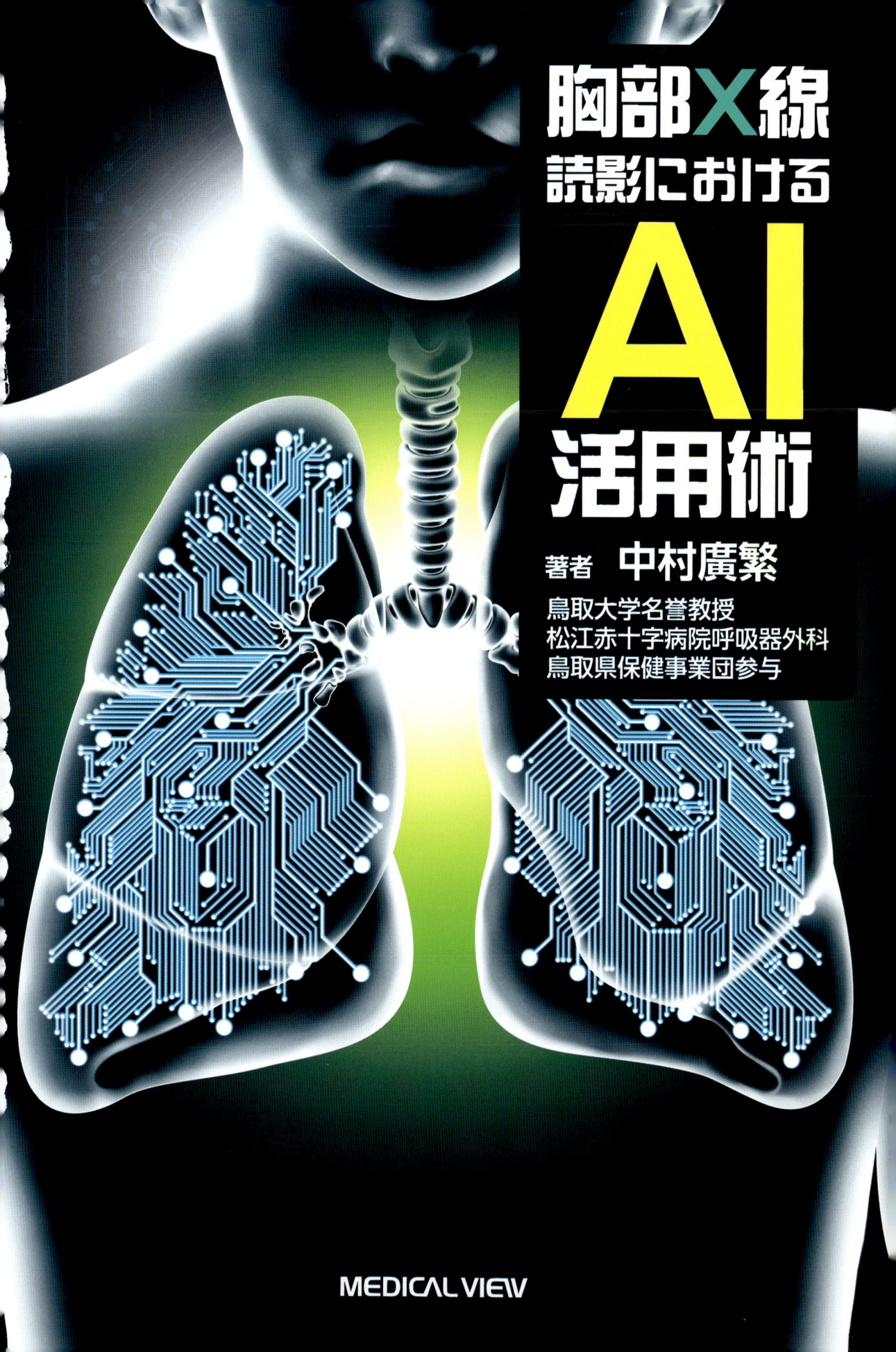

胸部X線読影における AI活用術

著者 **中村廣繁**

鳥取大学名誉教授
松江赤十字病院呼吸器外科
鳥取県保健事業団参与

MEDICAL VIEW

AI-Powered Chest X-ray Interpretation：A Practical Guide
(ISBN 978-4-7583-2401-4 C3047)

Author：NAKAMURA Hiroshige

2025.4.20 1st ed

©MEDICAL VIEW, 2025
Printed and Bound in Japan

Medical View Co., Ltd.
2-30 Ichigayahonmuracho, Shinjyukuku, Tokyo, 162-0845, Japan
E-mail ed＠medicalview.co.jp

序　文

　近年，医学領域における AI（人工知能）を活用した診断技術の開発は目覚ましく，胸部 X 線の診断においても例外ではない。もともと胸部 X 線の読影には限界があるため，所見の見落としにより訴訟などの問題を生じるリスクがあることも指摘されており，いくら専門医が読影しても見落とす可能性があるといわれている。そんな中で，AI に多数の既知の胸部 X 線画像を深層学習させ，未知の画像を解析させようとする新たな診断法が注目されている。その期待される効果は，①見落としの防止，②確信度の向上，の2点である。そして，これらの効果は医師の業務効率の改善に好影響を与え，働き方改革の一助になる。また，胸部 X 線の読影では常に見落としに対する不安から医師の精神的重圧も大きくストレスを感じる要因にもなっているが，AI を活用した胸部 X 線診断補助装置の支援を受けることで，それらを軽減させることが期待でき，安心・安全の医療につながる。

　しかしながら，AI を活用した胸部 X 線診断補助装置はまだまだ発展途上であり，決して万能ではない。適切な運用を行えば，AI は胸部 X 線診断における頼もしい味方となる一方で，現場での運用を間違えると誤診の原因にもなりうるし，過剰診断によって要精検率が上がり不必要な胸部 CT 撮影などの無駄な医療を行うことにもなりかねない。そこで，AI を活用した胸部 X 線診断補助装置を使用する場合は，その特性をよく理解して運用することがきわめて重要である。

　残念なことに，これまで胸部 X 線の読影に関する書籍は多数出版されてきたにもかかわらず，AI を活用した胸部 X 線診断に関する書籍は，筆者の知る限りいまだ発刊されていない。そこでこの度，筆者は松江赤十字病院と鳥取県保健事業団（健診施設）の2施設で富士フイルム株式会社の開発した AI を活用した画像診断補助装置である CXR-AID を使用して胸部 X 線診断を行い，多くの知見を得ることができたので，独自に考案した AI を診断補助とするためのマトリックス表や AI による胸部 X 線診断のコツとピットフォールについて解説し，AI を活用するメリットと問題点や今後に期待することを読者の皆さんと共有したい。

　現在，AI を活用した胸部 X 線診断補助装置はすでに3社が薬事承認を受け，導入台数は全体で約4,600施設にも及び，全国各地で日常診療で使用されている。AI による胸部 X 線診断は適切に活用しなければ，宝の持ち腐れになるだけでなく，精度上の問題点を生じることにもなりかねない。本書が現在 AI による画像診断補助装置を導入して日常臨床を行っている医師の方々のみならず，これから導入を考えている施設（医師や放射線技師）にとっても参考になることを切に願っている。

2025年4月

中村廣繁

目　次

著者略歴

中村　廣繁（なかむら　ひろしげ）

所　属

鳥取大学名誉教授

松江赤十字病院　呼吸器外科／低侵襲手術センター長

鳥取県保健事業団参与　西部健康管理センター

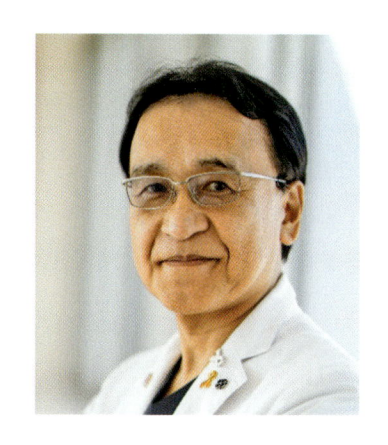

略　歴

1984年3月	鳥取大学医学部 卒業
1988年3月	鳥取大学大学院医学研究科 博士課程修了
1988年4月	鳥取県立中央病院 心臓血管呼吸器外科
1989年4月	国立浜田病院 外科
1990年4月	国立米子病院 外科
1991年4月	鳥取大学医学部附属病院 第二外科医員
1993年4月	同　上　助手
1998年2月	米国ワシントン州立大学 留学
1998年4月	鳥取大学医学部附属病院 第二外科講師
2001年4月	国立米子病院 呼吸器外科医長
2004年4月	国立病院機構米子医療センター 外科系診療部長
2005年1月	鳥取大学医学部附属病院胸部外科 科長/助教授
2007年4月	同　上　科長/准教授（診療教授）
2013年4月	鳥取大学医学部器官制御外科学講座 胸部外科学分野　教授 （2019年4月　呼吸器・乳腺内分泌外科学分野に名称変更）
2015年4月	鳥取大学医学部　副学部長（教務担当）
2019年4月	鳥取大学医学部　医学科長
2021年4月	鳥取大学医学部長/研究科長
2024年3月	鳥取大学医学部器官制御外科学講座 呼吸器・乳腺内分泌外科学分野教授退任
2024年4月	鳥取大学名誉教授 松江赤十字病院　呼吸器外科／低侵襲手術センター長 鳥取県保健事業団参与　西部健康管理センター

第1章

AIを活用した
胸部X線診断補助装置の特徴

AIを活用した胸部X線診断補助装置の種類と特徴

　現在AIを活用した胸部X線診断補助装置は，エルピクセル株式会社（2020年8月28日発売），富士フイルム株式会社（2021年8月12日発売），コニカミノルタ株式会社（2021年11月4日発売）の3社から販売されている。いずれも本邦の企業であるが，**図1**のようにAIに多数症例の既知の所見あり，所見なしの胸部X線画像を深層学習させて，未知の画像を解析させようとする手法は同様である。

　しかしながら，AIによる胸部X線の解析結果を表示させる方法は，各社でそれぞれの特徴があり，以下に販売された解析装置の順にその概要を示す（**図2**）。

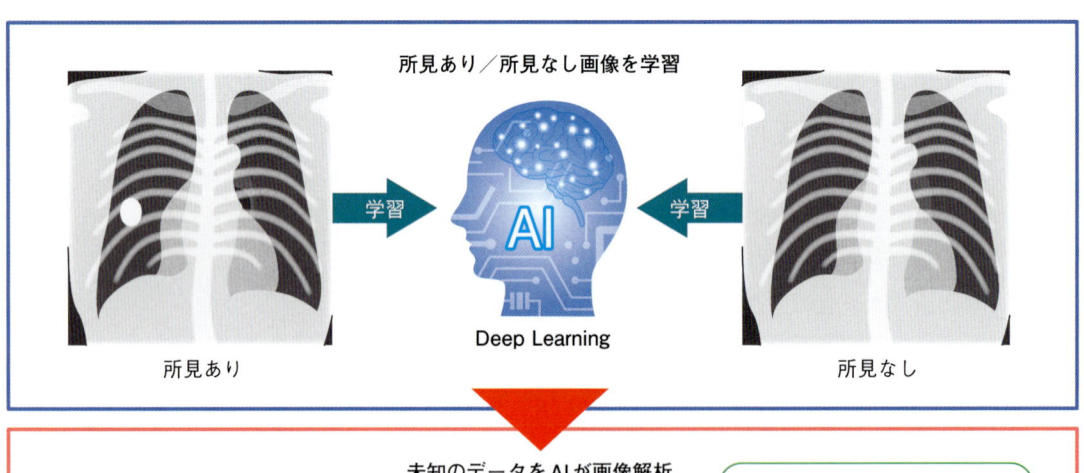

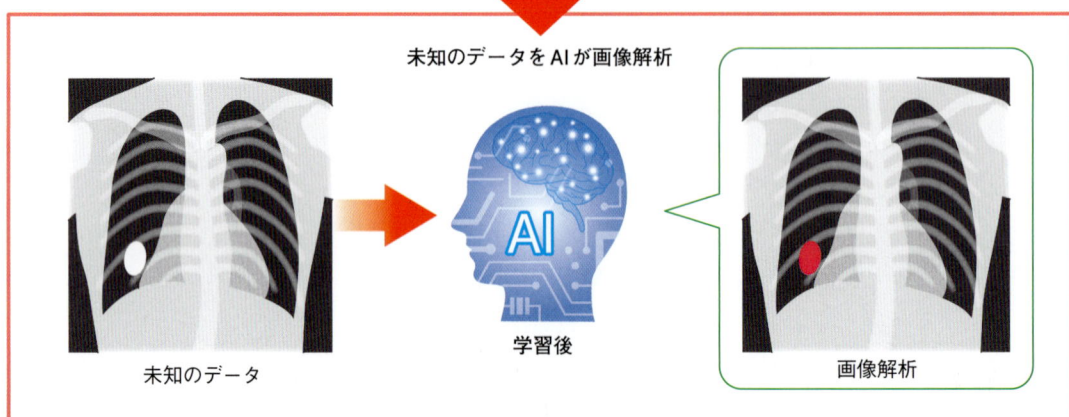

図1 AIによる胸部X線画像の解析法

AIによる胸部X線診断

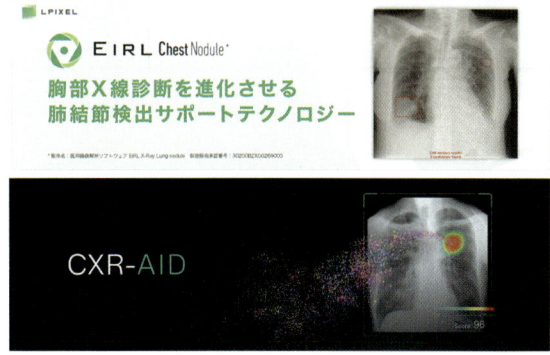

1. エルピクセル株式会社 日本

2020年8月28日発売

人工知能（AI）を利用して胸部X線画像から肺結節の検出を支援するソフトの販売を開始

2. 富士フイルム株式会社 日本

2021年8月12日発売

胸部X線画像を自動解析し、病変の存在が疑われる領域を検出・マーキングし、見落し防止を支援

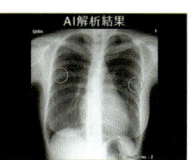

FUJIFILM 日本
Value from Innovation

3. コニカミノルタ 株式会社 日本

2021年11月4日発売

「CXR finding-i」では、AI技術により医師をサポートすることで、医師と患者にとって、より安心できる医療の提供

AI技術を活用し、医療現場の胸部X線画像診断への課題を解決したいという思いから生まれた次世代画像解析技術です

胸部X線画像診断支援ソフトウェア
CXRFinding-i

図2 3社のAIを活用した胸部X線画像診断補助装置の概要

エルピクセル株式会社資料，富士フイルム株式会社資料，konicaminolta News Release より許可を得て掲載

エルピクセル株式会社「EIRL（ヱイル）」

　エルピクセル社は東京大学発ベンチャー企業として2014年に設立され，提供する医療画像診断AI「EIRL（ヱイル）」シリーズは，2019年10月に販売した脳MRI画像から脳動脈瘤の候補点を検出する医用画像解析ソフトウェアEIRL Brain aneurysm（ヱイル ブレイン アニユリズム）を皮切りに，これまでに頭部，胸部，大腸の3つの領域で9種類の製品をリリースしている。「EIRL（ヱイル）」シリーズは，2025年2月時点で47都道府県すべてに導入され，大学病院から診療所まで累計940以上の幅広い層の医療施設で活用され，解析件数は1000万件を突破するなど日本全国の画像診断を支援しており，今後は海外ニーズも把握して市場拡大を狙っている。

　そのなかで，胸部X線診断補助装置としては，EIRL Chest Screening（製品の総称）という名前で医用画像解析ソフトウエアEIRL Chest XR（製造販売番：30400BZX00285000）と，医用画像解析ソフトウエアEIRL Chest Metry（製造販売番：302AGBZX00101000）を販売している。前者は胸部X線画像における包括的な読影支援として結節影・浸潤影・無気肺・間質性陰影の候補領減を検出し，後者は胸腔内空気含有面積・心胸郭比（CTR）・縦隔幅・大動脈弓・肋骨横隔膜角の自動計測を行ってくれる装置である。

富士フイルム株式会社「CXR-AID」

　富士フイルム株式会社が開発したAIによる胸部X線診断補助装置（CXR-AID）は，撮影した胸部X線画像を自動解析して，結節・腫瘤影，浸潤影，気胸の3つの所見が疑われる領域を検出・マーキングし，見落し防止を支援してくれる。その最大の特徴として異常所見の検出は，ヒートマップ表示機能とスコア表示機能により明示されることであり，0～100のスコア表示による確信度で色分けさ

れた画像は視覚的に大変わかりやすい。CXR-AIDは2021年8月21日に販売が開始され，医療機関のサーバーに入れて画像病変を検出するソフトウェアとしては2025年2月時点で，181施設に導入されている。一方，富士フイルム株式会社にはモダリティ器機や画像診断ワークステーションのオプション品として，小型拡張ユニットであるEX-Mobileがある。本装置はこのなかにCXR-AIDをインストールすることができる簡易的な廉価版でもあるため購入しやすく，現在2,766施設に導入されて広く普及している。

コニカミノルタ株式会社「CXR　Findings-i」

コニカミノルタ社が開発したAIによる胸部X線診断補助装置である「CXR　Findings-i」は，肺癌などが疑われる所見である結節影，腫瘤影や肺炎や結核などの感染症の所見である浸潤影をマーキングして，見落とし防止を支援するソフトウェアであり，2021年11月の発売以来2024年10月時点で，国内で約700の医療機関で導入されている。また最近，同社は病変を見逃さないようにしつつ偽陽性率を抑制するための精度改良を行い，AIが正常（陰性）と判断した割合を示す特異度を従来の69％から88％まで大きく改良したと報告しており，AIによる過剰診断を減じる方法として注目される。

前述の3機種のなかで，現在筆者は，富士フイルム株式会社が開発した胸部X線診断補助装置（CXR-AID）を活用しながら診療および健診（検診）に従事しており，これまでに数多くの知見を経験してきたので，その詳細について以下に解説する。

富士フイルム株式会社のAIによる 胸部X線診断補助装置（CXR-AID）について

CXR-AIDは，数十万以上の胸部X線画像をAIに深層学習をさせることにより，学習済みのAIが未学習の画像に対して解析をしてくれる装置である。施設のサーバーに送信された画像をCXR-AID高速処理ユニットへ転送してAI解析を行い，結果を再びサーバーに送信して，クライアントの端末で読影する流れとなっている（**図3**）。

その特徴は前述したように，異常所見の検出がヒートマップ表示機能とスコア表示機能によりわかりやすく明示される点である（**図4**）。スコアは0〜100で確信度が表示されるが，特性として，15点未満はLowと表示されること，100点はつかないこと（AIは絶対とはいえないため），2カ所以上あれば高い数値のみ表示すること，に注意をする必要がある。また大切なことは，AIは異常所見の検出を行うが，決して肺癌を診断しているわけではないということである。

さらに，覚えておかなければならないこととして，CXR-AIDの検出は**図5**に示すように，主要な肺疾患の画像所見である，①結節・腫瘤影，②浸潤影，③気胸，の3所見が対象となっており，現時点では検出された異常がどの所見に該当するかについてAIは明示してくれないため読影医が判断しなければならない。特に，気胸はともかく結節・腫瘤影と浸潤影の鑑別はしばしば容易ではない。

CXR-AIDの性能評価については，異常所見の検出性能（感度）は専門外の医師で検出率が大幅に向上するというデータがある（**図6**）。したがって，AIの活用により読影医による較差を減じ，読影力の平均的レベルを向上させることに貢献することが期待される。特に，本AI装置は一般の診療所で

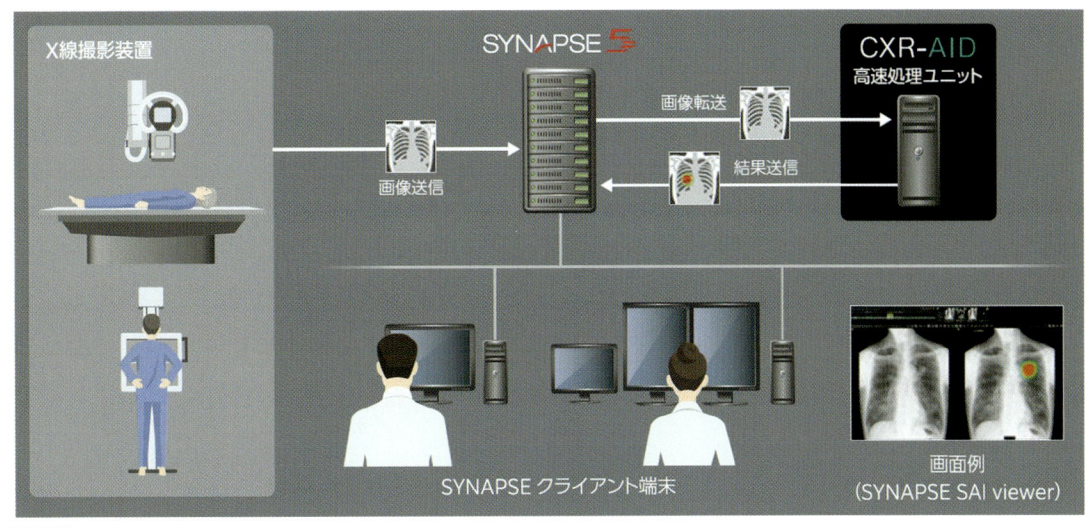

図3 ▶ CXR-AIDによる解析の流れ

富士フイルム株式会社資料より許可を得て引用

ヒートマップ表示機能を搭載

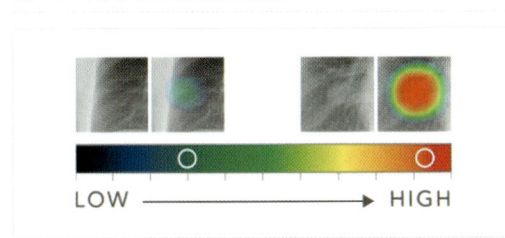

病変が疑われる領域の解析を自動解析して、0〜100に応じた色分けされた確信度で、画像にわかりやすく表示されます。

スコア表示機能

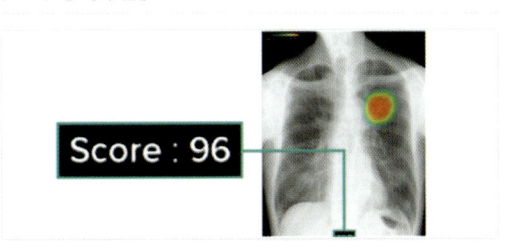

画像で映し出された確信度の最大値を数字で表示します。

図4 ▶ CXR-AIDのヒートマップ表示機能とスコア表示機能

富士フイルム株式会社資料より許可を得て引用

も利用可能となってきており，このシステムを使用することにより，放射線科医や呼吸器内科医など以外の画像診断や肺癌診療を専門にしていない医師でも，専門医と同等に近い診断精度をリアルタイムで得ることが可能となる。

　さらに，所見別の感度は，結節・腫瘤影においてAIによる診断補助装置の併用効果が最も高いことも知られている（**図7**）。これらの結果を元にして，CXR-AIDはPMDA（独立行政法人医薬品医療器機総合機構）から医療機器としての承認を受けたが，その際の適用としては，セカンドリーディング（二次読影）としての使用であり，読影医が自らの読影に先んじでAIの解析を参照することは許容されていないので，この点は肝に銘じておく必要がある。

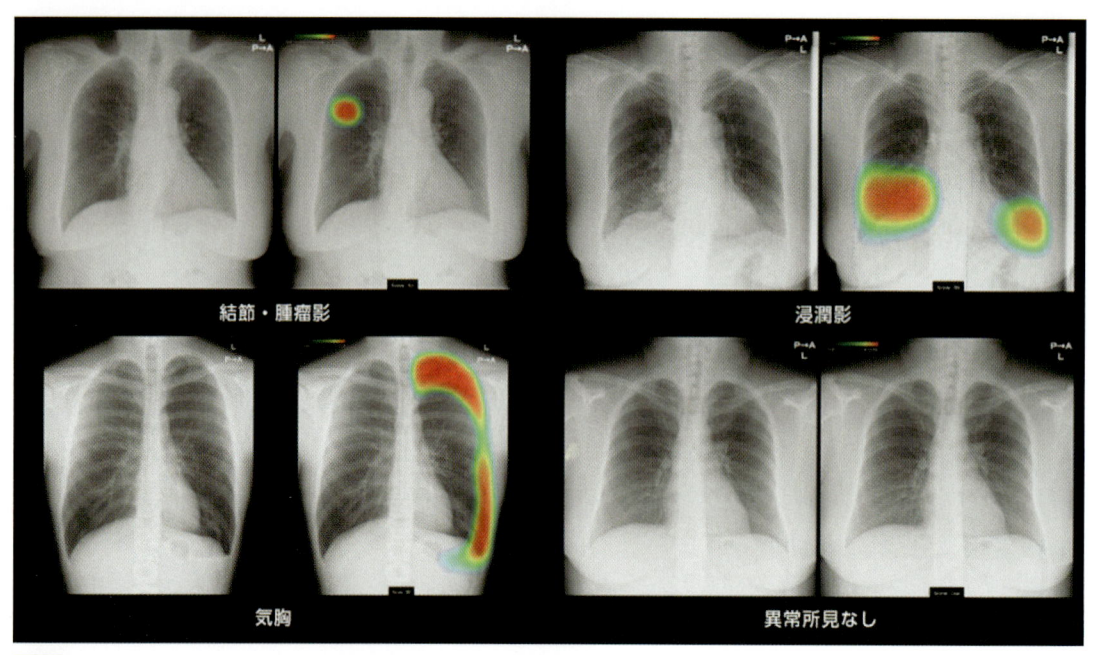

図5 CXR-AIDのヒートマップ表示機能とスコア表示機能

富士フイルム株式会社資料より許可を得て引用

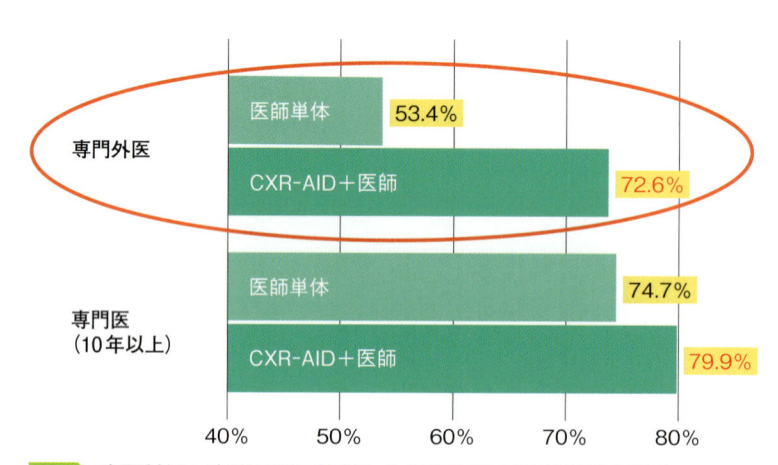

図6 専門外医と専門医別に比較した異常所見の検出性能（感度）
267画像（正常例：195例，異常例：72例）に対する専門医3名，専門外医7名
（経験10年以上の医師3名，経験5年未満の医師4名）の実験結果

富士フイルム株式会社資料より許可を得て引用

所見（所見数）	医師単独	CAD併用	差
結節/腫瘤（42）	52.9	71.2	18.3
浸潤影（46）	67.0	76.3	9.3
気胸（18）	75.6	89.4	13.9

図7 CXR-AID　所見別の全観察者の感度（%）

富士フイルム株式会社資料より許可を得て引用

富士フイルム株式会社の開発したモダリティ機器や画像診断ワークステーションのオプション品で，EX-Mobile（カセッテDRシステム）に胸部X線画像病変検出ソフトウェア「CXR-AID」をインストールすることができる。これにより「CXR-AID」の活用範囲を広げて，医師の画像診断業務を支援する。

特徴は，**図8**に示すように撮影室はもちろん病室，救命救急室や屋外でも活用でき，安価のため開業医や診療所向きであることから，現在までに全国2,766施設に導入されている。

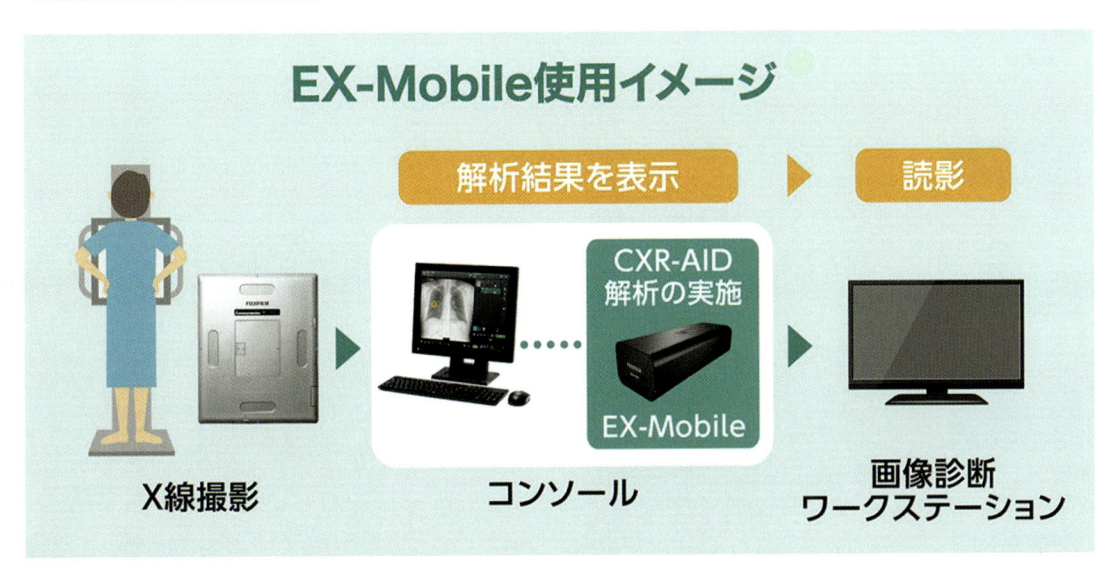

図8　小型拡張型ユニットEX-Mobile（カセッテDRシステム）の使用イメージ

富士フイルム株式会社資料より許可を得て引用

ここがポイント　AIによる深層学習（ディープラーニング）

AI診断には元来，コンピュータ支援診断（computer-aided diagnosis：CAD）というシステムがあり，胸部X線検査やCT検査などの画像診断において，病変をコンピュータにより定量的に解析した結果をセカンド・オピニオンとして医師（放射線科医）に提示させてきた。1998年には米国で乳癌を検出するCADがFDA（米国食品医薬品局）の認可を得たものの，さまざまな理由から臨床現場への普及までには至らなかった。

しかし，その後，AIの進化と深層学習の広がりにより問題点が大幅に解消され，AIによる画像診断支援装置の開発は急速に進展してきた。スタンフォード大学の研究によると，約10万症例の胸部X線画像とその診断名を教師データとして学習し，病変検出用AIを構築した結果，肺癌などの異常陰影の検出精度は放射線科医と同等以上であることが示されている。また，22万枚を超える胸部X線画像の大規模 データベースを使った同大グループの研究では，正常/異常の自動鑑別において，深層学習に必要なデータ数は，2万枚との結果も報告している。

　厚生労働省が2017年から定期的に開催している「保健医療分野における AI 活用推進懇談会」では，AI を積極的に活用する重点領域として，①ゲノム医療，②画像診断支援，③診断・治療支援，④医薬品開発，⑤介護・認知症，⑥手術支援，を選定している（**図9**）。そのなかでも現在のところ実際の医療現場で最も活用されているのが「画像診断支援」である。

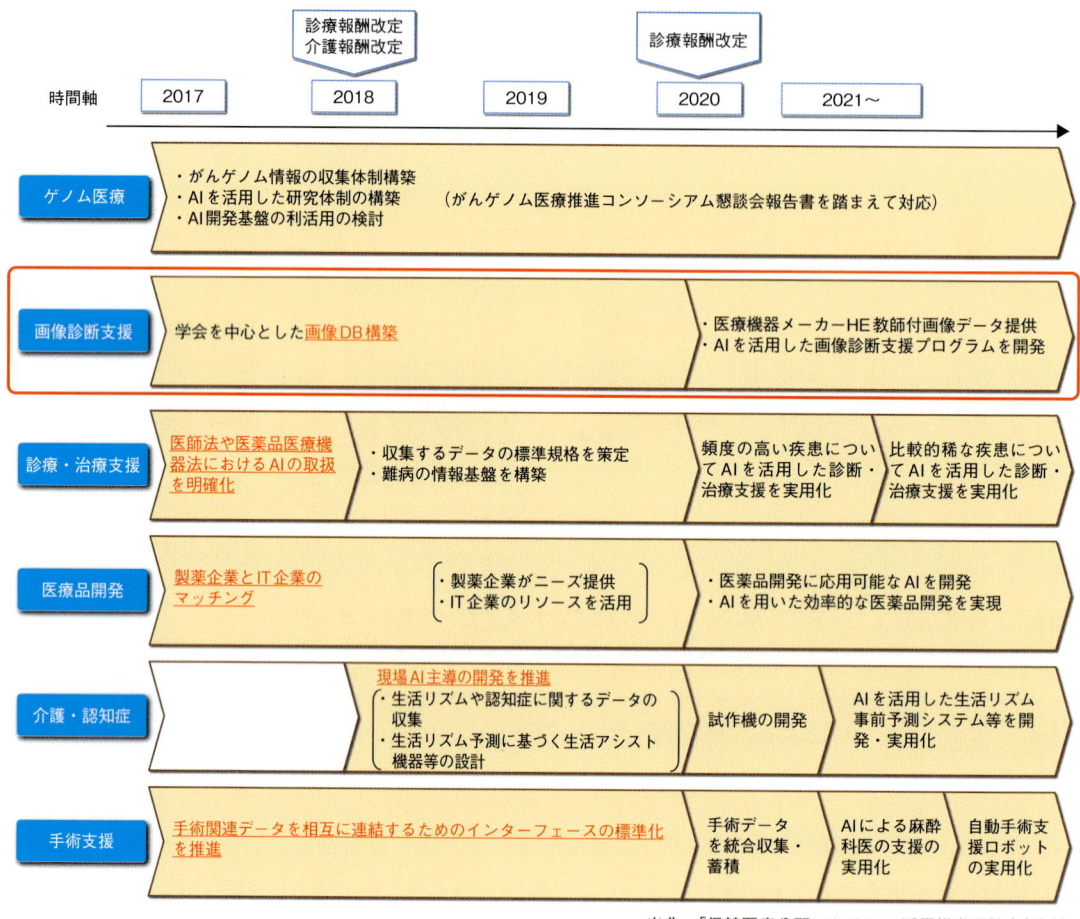

出典：「保健医療分野における AI 活用推進懇談会」資料

図9　AIを積極的に活用する重点領域の工程表

2017年厚労省資料より引用

第2章

AIを活用した胸部X線診断の注意点と判定方法

AIによる胸部X線診断の注意点

　AIはたくさんの既知の胸部X線を深層学習することによって，診断精度を向上させているが，AIの診断の質自体は当然ながら集められたデータの質によっても左右される。よって，どのような既知画像を使ったのか診断の根拠がわかりづらいというブラックボックス的な問題も含んでいる。そのためにAIを活用した胸部X線診断を行う際には，その注意点を十分に把握しておく必要がある。

　筆者が使用している富士フイルム株式会社が開発したAIによる胸部X線診断補助装置（CXR-AID）による読影の注意点としては，以下の5点が挙げられる。

①表示される情報は画像所見の存在の確信度であり，悪性の鑑別や確率を表すものではないこと
②ヒートマップでの表示は異常所見領域の輪郭を正確に示すものではないこと
③X線画像の画質が画像診断に適さない条件では検出精度が低下する場合があり，鮮明な画質で使用すること
④心臓，大動脈，横隔膜，骨などと重なる病変は検出されない（偽陰性）可能性があるため注意が必要であること
⑤胸水，微細粒状影，網状影，骨折などを誤って検出する（偽陽性）可能性があるため注意をすること

AI（CXR-AID）による診断基準と判定方法

　上記の理由から，AIを活用した胸部X線診断補助装置を施設に導入し，多数の読影医師が活用する際には，読影医間の格差を減じ，普遍性・再現性を統一するために一定の診断基準を設けておくと有用である。

AI診断の基準となるレベル分類

　まず，AI（CXR-AID）による診断基準を作成するための基本データを図10に示す。CXR-AIDは異常所見があるかないかという存在を検出するものであり，癌の診断ではないということを大前提とするうえで，判定スコアの閾値を上げれば上げるほど，陽性的中率（異常所見を異常と検出する確率）は上昇する。反対にスコアの閾値を下げるほど，陰性的中率（異常所見なしが異常ではない確率）は上昇する。したがって，このスコアの閾値に基づいて，AIによる確信度を以下のように5段階にレ

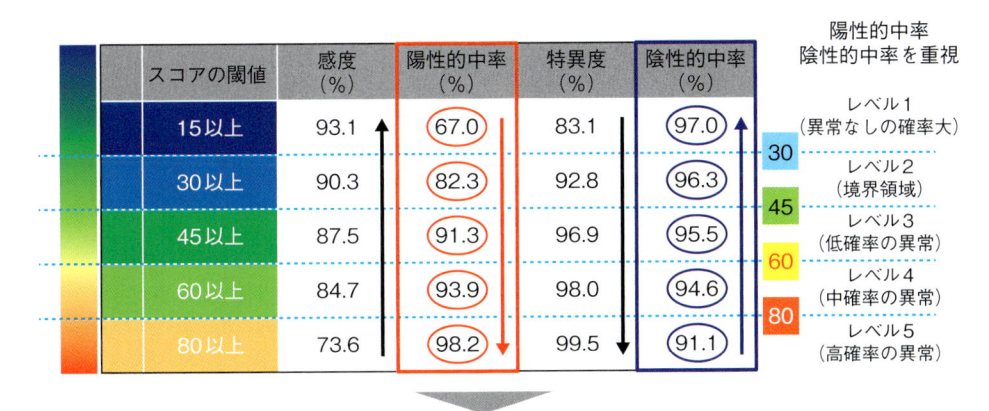

ヒートマップが赤に近いほど異常所見の的中率が高くなる

図10 AI (CXR-AID) 診断基準を作成するための基本データ

富士フイルム株式会社資料より許可を得て引用

ベル分類すると理解しやすくなる。

- ・レベル1：Score Low〜29（異常なしの確率大）
- ・レベル2：Score 30〜44（境界領域）
- ・レベル3：Score 45〜59未満（低確率の異常）
- ・レベル4：Score 60〜79未満（中確率の異常）
- ・レベル5：Score 80〜99（高確率の異常）

　しかしながらここで大切なことは，このレベル分類はあくまでAIによる確信度を確率として示しているだけであるので，レベル1だから異常なし，レベル5だから異常ありといった短絡的なものではないことを十分に承知しておかなければならないことである。これは画像診断における医療用AIを活用する際に共通することであり，この点にAI診断の一筋縄ではいかない難しさがある。

レベル分類に基づく診断基準と各レベルの示すもの

　5段階のレベル分類に基づいてAI（CXR-AID）による診断基準を作成した（**図11**）。併せて必ず参照すべき各レベルの補足説明を示した（**図12**）。AIによる診断はあくまでも参考所見であるので，最終的に要精査とするかどうかは，必ず読影医の判断が必要である。そこで，判断するためのひとつの目安として，AI解析による診断と読影医による診断の関係から判断する診断基準のマトリックス表を作成した（**図13**）。

　読影医が要精査と判断した胸部X線はAI解析の診断にかかわらず要精査とすべきであるし，AIが80以上のScore（レベル5）を表示した場合は，明らかな肺炎・陳旧性の陰影や正常構造物などと診断できる場合を除き，結節・腫瘤影であればまずは要精査を考慮すべきである。さらに，AIによる読影診断においても過去の胸部X線との比較が大変重要である。異常陰影の増大や形状変化に加えて，AI読影スコアの経時的な上昇が認められれば，要精査という判断が無難となる。

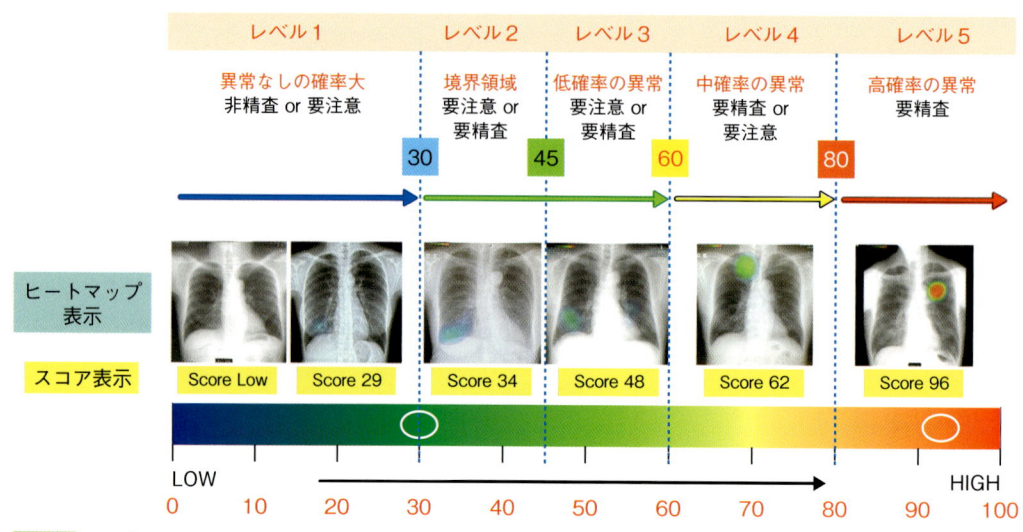

図11 AI (CXR-AID) 診断基準

- レベル1：異常なしの確率大……非精査 or 要注意
  - ・異常なしか，陳旧性病変の疑い
  - ・肺門部陰影，1cm以下の小結節，すりガラスは検出困難
  - ・現時点では肺癌の可能性が低いが，初期の肺癌は検出できない
- レベル2：境界領域……要注意 or 要精査
  - ・肺野の浸潤影・小結節影，肺門縦隔陰影の疑い
  - ・肺癌あるいは縦隔腫瘍が否定できない
- レベル3：低確率の異常……要注意 or 要精査
  - ・肺野の浸潤影・小結節影，肺門縦隔陰影の疑い
  - ・肺癌あるいは縦隔腫瘍を含めて，何らかの異常の可能性がある
- レベル4：中確率の異常……要精査 or 要注意
  - ・肺野の浸潤影・中結節影，肺門縦隔陰影，軽度気胸の疑い
  - ・肺癌あるいは縦隔腫瘍の可能性がある
- レベル5：高確率の異常……要精査
  - ・肺野の浸潤影・中〜大結節・腫瘤影，気胸，肺門縦隔腫大の疑い
  - ・肺癌あるいは縦隔腫瘍の可能性が十分ある

同部位にAI読影による経時的なスコア上昇があれば要精査としたほうがよい

図12 各レベルの補足説明

AI読影スコア／読影医診断	Low〜29（レベル1）	30〜44（レベル2）	45〜59（レベル3）	60〜79（レベル4）	80〜99（レベル5）
所見なし	非精査	非精査＞要精査 判断必要 ＊AIの結節・腫瘤陰影指摘に関しては精査を考慮	要精査＞非精査 判断必要	要精査＞非精査 判断必要	要精査
所見あり（非精査）	非精査	非精査＞要精査 判断必要 ＊AIの結節・腫瘤陰影指摘に関しては精査を考慮	要精査＞非精査 判断必要	要精査＞非精査 判断必要	要精査
所見あり（精査）	要精査	要精査	要精査	要精査	要精査

レベル5でも明らかな気胸，ブラ，石灰化，硬化性陰影，乳頭，血管陰影，悪化のない肺炎などは非精査の場合もある（要比較）
＊要精検率の目安：1〜2％程度

図13 AI読影スコアと読影医診断の関係からみた診断基準のマトリックス表

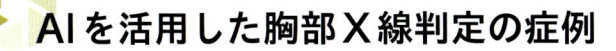

AIを活用した胸部X線判定の症例

　前述の判定方法を用いて診断した具体的な症例について**図14**に示した。読影医の診断にAIの読影レベル診断を加味して判定を行っていくことが大切である。特にAIの読影が結節・腫瘤影に対してレベル5と判定した際には要精査にすべき所見が多いが，AIは陳旧性結節や正常構造物でもレベル5と判定することもあり，注意が必要である。また，レベル2やレベル1でも読影医が異常所見と考えるならば，その判断を優先したほうがよい。

　さらに，AIの読影スコアがレベル1であっても，胸部CT検査ではじめて異常が指摘されることもある。これらは近年多いすりガラス陰影を伴う陰影や既存の構造物（大動脈，骨，横隔膜など）に重なる陰影や1 cm以下の小結節などが含まれ，偽陰性の代表例となる。

　しかし，これらの陰影は胸部X線そのものでも描出できないため，AIの限界というよりも胸部X線の読影自体の限界である。AI診断にそこまで求めるのは現状では無理と考える。

> **ここがポイント** ▶ **AIによる胸部X線の読影で不可能なこと**
>
> 　AIによる胸部X線の読影で必ず注意しなければならないこととして，AIの読影にも限界があるため，過度に期待しないほうがよいポイントを確実に押さえておく，ということである。
>
> 　まず，胸部X線の画質が画像診断に適さない条件では，AIによる検出性能が低下することを知らなければならない。そのため，鮮明な画像をAIの解析に使用することが大切となる。座位や斜位での胸部X線，救急救命センターや老健施設などでの撮影（第4章で詳述する），石綿・塵肺検診の胸部X線（画像の処理法が異なり，肺野をみやすくしているため鮮明度が落ちる）などでは，AIによる異常所見の検出が増加する傾向にある。
>
> 　さらに，前述したとおり，胸部X線で描出できないすりガラス陰影，既存の構造物（大動脈，骨，横隔膜など）に重なる陰影や1 cm以下の小結節などは，AIでも異常所見として描出できないことが多いので注意を要する。

	実際の読影	AI 読影	CT

1．実際の読影陽性／
　AI読影レベル５
　　……要精査

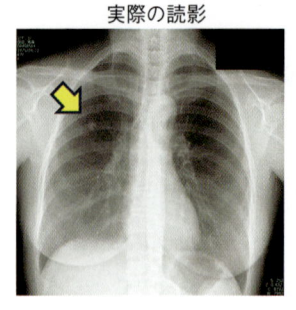 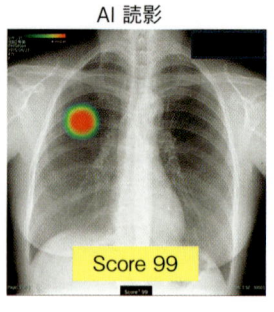 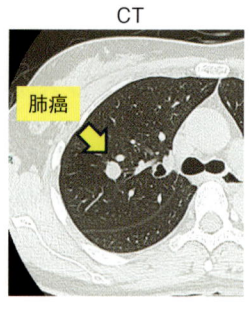

2．実際の読影陽性／
　AI読影レベル２
　　……要精査

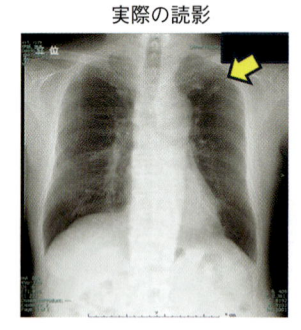 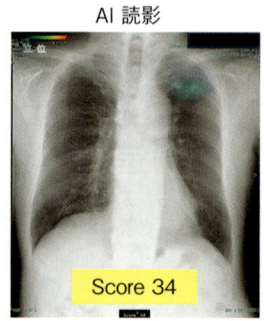 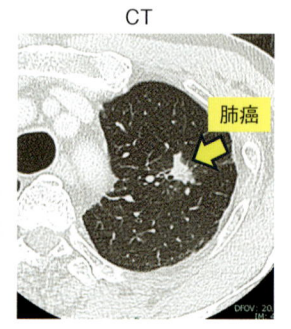

3．実際の読影陽性／
　AI読影レベル１
　　……要精査

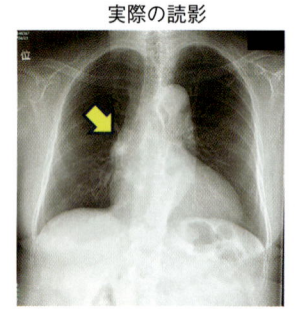 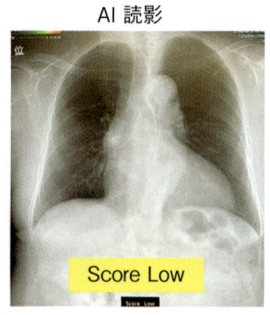 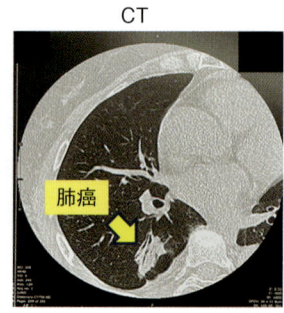

4．実際の読影陰性／
　AI読影レベル１
　　……非精査

胸部X線読影の限界

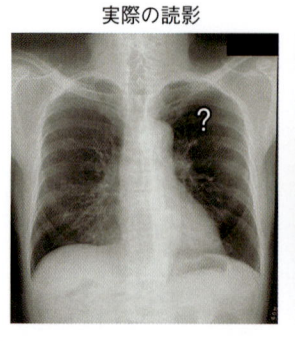 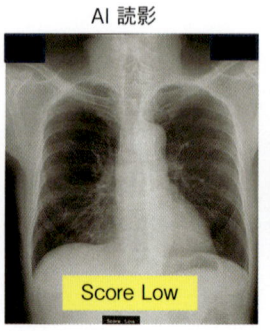 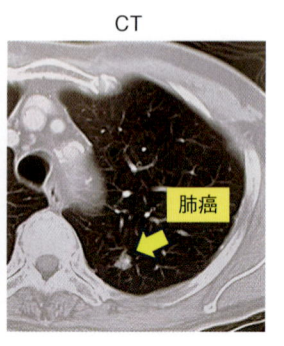

図14 ▶ **AI読影の症例**
図13のマトリックス表に倣って診断を行っている。

第3章

AIを活用した胸部X線診断の手順と実際

AIを活用した胸部X線診断の手順

AIはセカンドリーディングを受け持つ

　AIによる胸部X線診断補助装置は，薬事承認においてセカンドリーディング（二次読影）として適応を取得しているため，読影医は自ら胸部X線読影をする前にAIの解析結果をみることは許容されていない。読影前にバイアスが入ってしまう懸念と，なによりも読影医自身がAI診断を過信して手抜き読影を行ってしまうおそれがあるからである。

　通常，健（検）診では2人の医師で読影するが，大原則として第一読影医，第二読影医ともにまず自分で読影した後にAIの所見を参考にして診断することになる。そして，最終的に要精査の診断となる症例は，第一読影医，第二読影医が合議して決定するのがよい（**図15**）。健診の場合で時間的に余裕がなく，やむを得ない場合には第二読影医が責任をもって判断することもあり，そのため当センターでは第二読影医としては，放射線科医もしくは呼吸器内科医などの胸部X線読影の経験が豊富な医師が担当するようにしている。

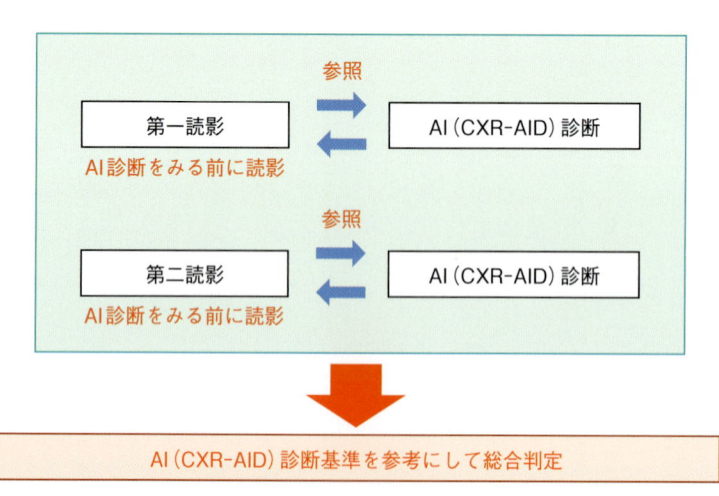

図15 健（検）診におけるAIを活用した胸部X線診断の手順

実際にAIを活用するうえでの「時短」の工夫

　AIを活用した胸部X線診断で「AIの読影をすべて参照するとその分の時間がかかってしまい効率が悪くなるのでは？」という懸念があると思う。しかしながら，慣れてくればAIを参照することにはそれほど時間はかからない。不安であれば，第一読影医は，AI画像をすべて参照すること，第二読影医はあらかじめ読影されたAI画像で所見ありと解析された胸部X線写真のみ参照して最終判定にもっていくという方法もある（図16）。

　要精検と判定した場合には検出された異常所見の部位と陰影の性状はもちろん，AIによる解析結果として異常所見の分類とスコアの値を表記しておくことが推奨される。

> ### Column　CXR-AIDの未読チェック機能について
>
> 　富士フイルム社のCXR-AIDには便利な機能として「未読チェック」がある。これはAIが検出した結果を読影者が未確認である場合にアラートが表示される機能であり，AIの解析結果の確認忘れを防止してくれる。この機能を使用すれば，AIが異常を検出しなかった胸部X線をスキップしていくことも可能となる（図17）。

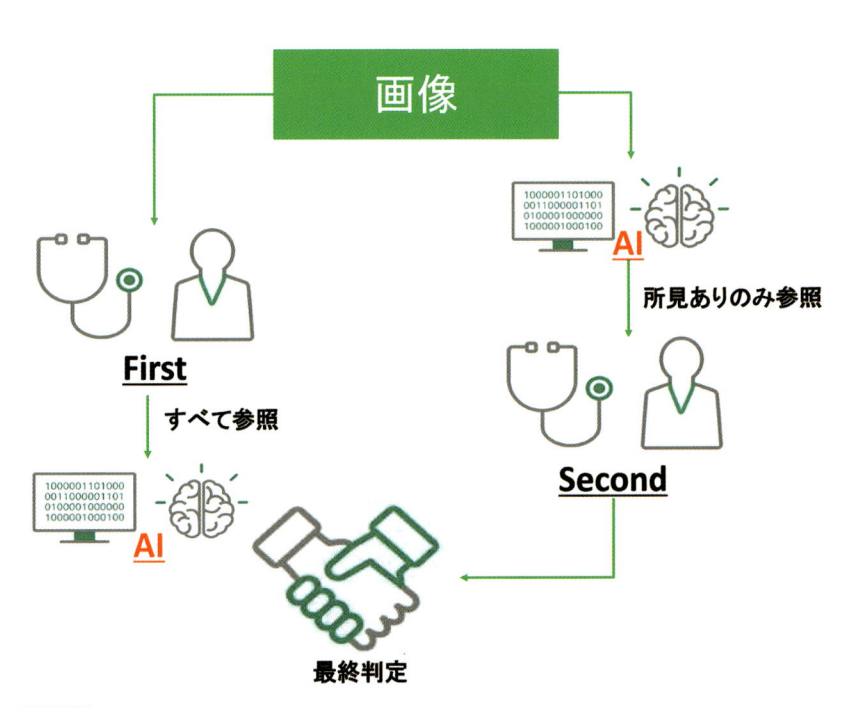

図16 AIと第一読影医（First）と第二読影医（Second）の関係

富士フイルム株式会社資料より許可を得て引用

CAD出力結果チェック機能

CADが検出した検査で結果確認を忘れていた場合、SYNAPSE5側でダイアログを表示し、CAD出力結果確認忘れを防止します。
CADが未検出の場合、CAD出力結果を未確認の場合は、ダイアログは表示されません。

① CAD検出＆結果未確認の場合

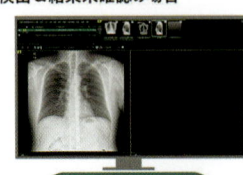 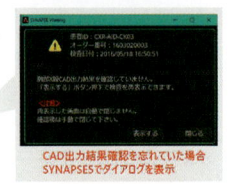 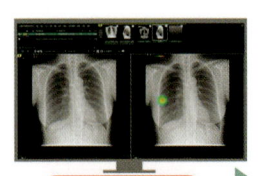

読影し、閉じる　→　CAD出力結果
未確認アラート　→　CAD出力結果確認
HeatMapあり

CAD出力結果確認を忘れていた場合
SYNAPSE5でダイアログを表示

② CAD未検出＆結果未確認の場合

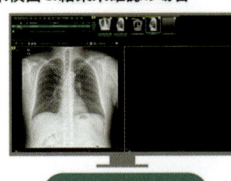 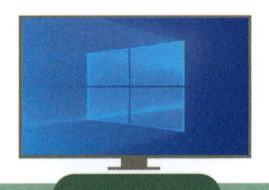

読影し、閉じる　→　SYNAPSE5が閉じる

未検出の場合は、
ダイアログが表示されないので
結果確認操作は不要です。

※本機能は、画像参照時にCAD結果の確認の有無に応じてダイアログを表示します。CAD結果の確認の有無は、画像参照時に都度確認する為、
　一度、確認済の検査もCAD結果を未確認の場合はダイアログが表示されます。

© FUJIFILM Holdings Corporation

図17 ▶ CXR-AID-SYNAPSES連携機能：未読チェック機能

富士フイルム株式会社資料より許可を得て引用

ここがポイント ▶ **AIによる胸部X線診断補助装置の肺がん検診への応用**

　富士フイルム株式会社はCXR-AIDを肺癌診断に応用する場合の警告を以下のように文書として明示している。

・本プログラムの検出支援機能は医師の読影の補助を目的としたものであり，検出結果を単独で肺癌のスクリーニングおよび確定診断に利用しないこと
・本プログラムは診断を行う装置ではない
・診断は医師の責任において行うこと
・本プログラムの検出結果には，結節陰影を検出しない場合 (偽陰性) が存在すること，および，正常構造を誤ってマークする場合 (偽陽性) が存在することを考慮すること

AIを活用した胸部X線診断の実際

　CXR-AIDを活用して胸部X線の読影を行う際の読影室のモニターの配置を示す。当センターでは従来から過去の胸部X線写真と比較読影を行えるように高精細の白黒モニターを2台設置していた。そこにAIによる胸部X線診断補助装置を効率よく参照するため，新たにAI専用のカラー高解像度モニターを右サイドに設置した。これによりで，目線を右方に向けることで容易にAIの解析結果を参照することができる (**図18**)。

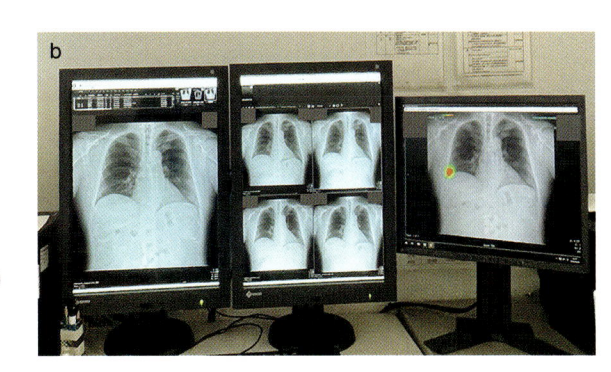

図18 当センターでのモニターの配置
a：配置シェーマ
b：実際の配置

図中：
読影用
白黒モニター

比較読影用
白黒モニター

CXR-AID
専用カラー
モニター

受診者一覧

所見記載用紙

読影医師

a

b

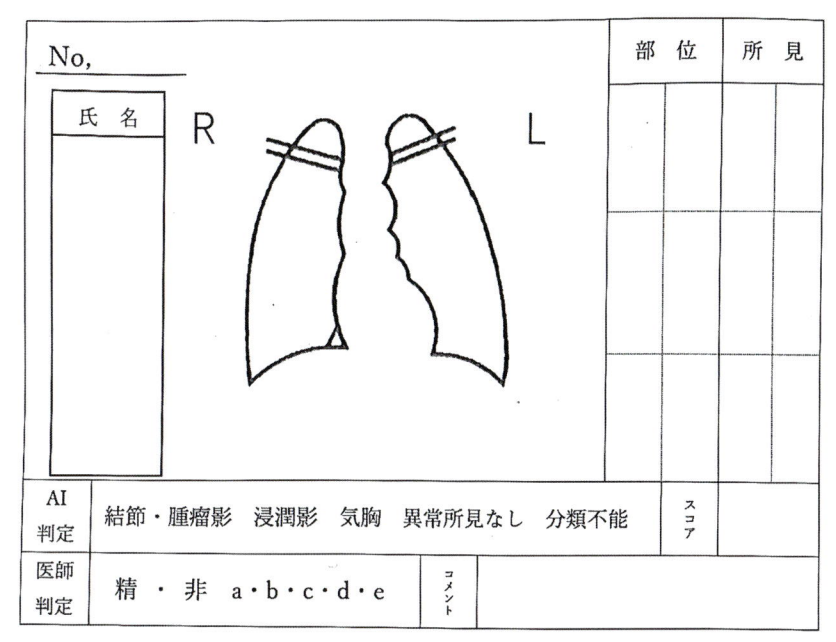

No,

氏　名

R　　　　　　　　L

部　位	所　見

AI判定	結節・腫瘤影　浸潤影　気胸　異常所見なし　分類不能	スコア	
医師判定	精　・　非　a・b・c・d・e	コメント	

図19 AIが判定した異常所見の分類とスコアを盛り込むための所見記載用紙

　読影の実際では前述の手順で記したように，読影医は必ずCXR-AIDの解析結果をみる前に自分自身で読影し，その後AIによる解析を参照することを原則としている。AIが異常所見を検出していない場合は，そのまま次の読影に進むことができるが，検出していた場合には，必ず胸部X線を再読影して総合的に判定をすることが大切である。またその際には，AIが判定した異常所見の分類とスコアを忘れずに所見用紙（**図19**）に記載しておく。

日本医学放射線学会によるAIを活用した放射線画像診断補助ソフトウェアの臨床使用に関する管理指針について

　公益社団法人日本医学放射線学会は2022年1月7日にホームページで，AIを活用した放射線画像診断補助ソフトウェアの臨床使用に関するガイドラインを発表している (https://www.radiology.jp/guideline_a/20220107_01_02.html)。画像診断にAIを活用していくうえで大変重要な指針であるので，ぜひ一読していただきたい。その4番目の項目として，安全管理・精度管理の方法 (指導の項目) があり，大切であるので以下に抜粋して示す。

✓安全管理・精度管理のための責任者
　放射線画像診断の人工知能技術をはじめとする画像診断業務に関する補助ソフトウェアの臨床使用 (以下「臨床使用」) を行う医療機関は，当該臨床使用の安全管理・運用管理のための責任者 (以下「安全・精度管理責任者」) を配置すること。
✓安全・精度管理責任者の責務
　安全・精度管理責任者は，安全な臨床使用のために次に掲げる事項を行うこと。
　(1) 臨床使用されている院内の画像診断補助ソフトウェアの把握
　(2) 画像診断補助ソフトウェアの添付文書の内容の確認と院内での周知
　(3) 臨床使用を行う範囲の明確化とその周知
　(4) 臨床使用を行う者に対する安全利用の確認と指導
　(5) 臨床使用の実態把握及び問題点の抽出と改善
　(6) 定期的な学会への報告
✓安全・精度管理責任者の責務の内容
　(1) 臨床使用されている院内の画像診断補助ソフトウェアの把握
　(2) 画像診断補助ソフトウェアの添付文書の内容の確認と院内での周知
　(3) 臨床使用を行う範囲の明確化とその周知
　(4) 臨床使用を行う者に対する安全利用の確認と指導
　(5) 臨床使用の実態把握及び問題点の抽出と改善
　(6) 定期的な学会への報告

Column　AIによる放射線画像診断補助の画像診断管理加算について

　高額なAIを活用した画像診断補助装置を導入するにあたり，画像診断管理加算があるかないかは重要なポイントになる。

　これまではAIを活用した画像診断補助ソフトウェアの安全管理は，特定機能病院においてのみ画像診断管理加算3として340点が与えられていた。令和6年度の保険改定により従前の特定機能病院は画像診断管理加算4として同じ点数のままであったが，新たに救命救急センターがあり画像診断専任の常勤医師3名を有する病院に対しては，画像診断管理加算3として235点が与えられるようになった（**図20**）。すなわち，これらの病院では以前の180点から235点へ1件あたり55点の増点が得られることになり，画像診断にAIの活用を推進する厚労省の方針が示されている。

　筆者の勤務する松江赤十字病院のような救命救急センターを有する保険医療機関でのメリットは非常に大きいが，一方で，一般の診療所，開業の医院，検診機関ではまだその恩恵を受けることはできないのは残念である。

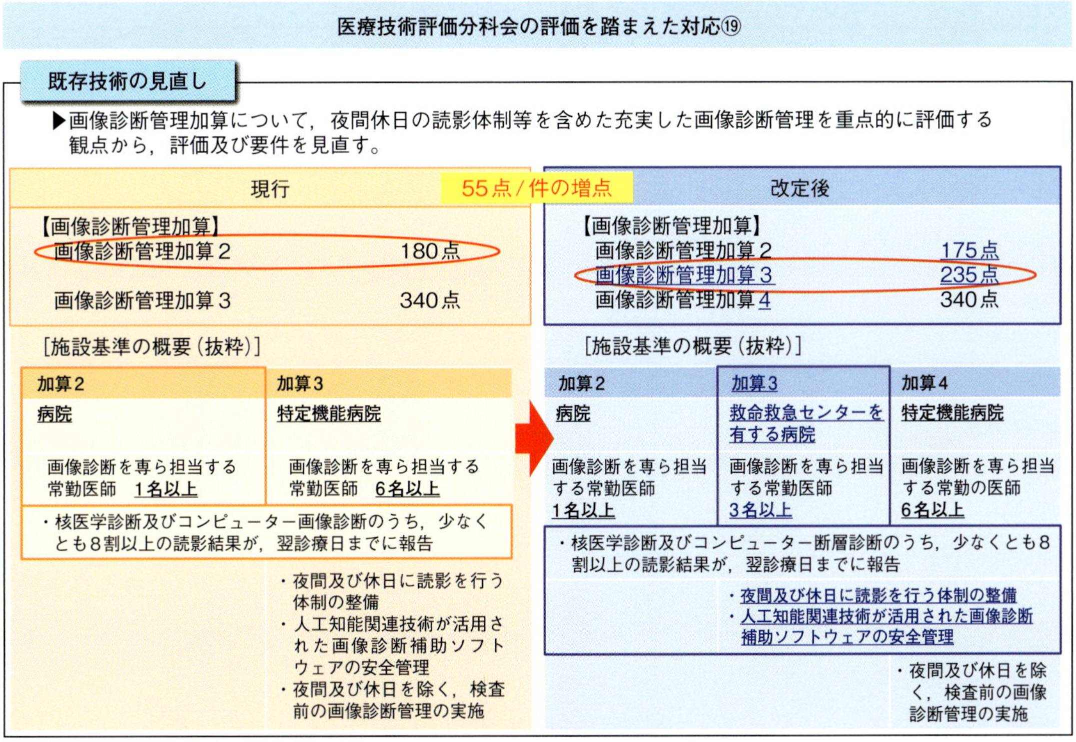

医療技術評価分科会の評価を踏まえた対応⑲

既存技術の見直し

▶画像診断管理加算について，夜間休日の読影体制等を含めた充実した画像診断管理を重点的に評価する観点から，評価及び要件を見直す。

現行	55点/件の増点	改定後
【画像診断管理加算】 画像診断管理加算2　　180点 画像診断管理加算3　　340点		【画像診断管理加算】 画像診断管理加算2　　175点 画像診断管理加算3　　235点 画像診断管理加算4　　340点

[施設基準の概要（抜粋）]

加算2	加算3
病院	特定機能病院
画像診断を専ら担当する常勤医師　1名以上	画像診断を専ら担当する常勤医師　6名以上
・核医学診断及びコンピューター画像診断のうち，少なくとも8割以上の読影結果が，翌診療日までに報告	・夜間及び休日に読影を行う体制の整備 ・人工知能関連技術が活用された画像診断補助ソフトウェアの安全管理 ・夜間及び休日を除く，検査前の画像診断管理の実施

[施設基準の概要（抜粋）]

加算2	加算3	加算4
病院	救命救急センターを有する病院	特定機能病院
画像診断を専ら担当する常勤医師　1名以上	画像診断を専ら担当する常勤医師　3名以上	画像診断を専ら担当する常勤の医師　6名以上
・核医学診断及びコンピューター断層診断のうち，少なくとも8割以上の読影結果が，翌診療日までに報告	・夜間及び休日に読影を行う体制の整備 ・人工知能関連技術が活用された画像診断補助ソフトウェアの安全管理	・夜間及び休日を除く，検査前の画像診断管理の実施

図20　AIを活用した画像診断補助装置の画像診断管理加算の保険改定

第4章

AIを活用した胸部X線診断のコツとピットフォール

AIが検出しやすい陰影（部位）と検出しにくい陰影（部位）

AIにも得手不得手がある

現状のAIによる胸部X線解析は，まだ不完全なところが多く，検出されやすい陰影（部位）と検出されにくい陰影（部位）がある。富士フイルム株式会社のCXR-AIDが薬事承認を得た際の資料によると，対象外所見に対するAIの反応（通常検出不要な所見）を**図21**のように示しており，全体では本プログラムが検出した不要な所見は114件中46件（40.4%）にも及んでいる。

なかでも正常構造物としての乳頭陰影や軽微もしくは陳旧性病変としての胸膜肥厚，瘢痕，ブラなどを異常所見として検出してしまう可能性が，かなり多数の症例であることを注意しなければならない。

検出されやすい陰影（部位）と検出されにくい陰影（部位）

自験例からAIによる胸部X線解析で検出されやすい陰影（部位）と検出されにくい陰影（部位）を**図22**のように一覧にした。特に検出されにくい陰影（部位）として注意を要するのは，肺門部の血管と

所見名	所見数	本プログラムが検出した不要な所見数
胸水	19	10
乳頭陰影	19	5
胸膜肥厚	17	4
微細粒状影	16	8
瘢痕	7	6
索状影	7	2
陳旧性肋骨骨折	7	1
ブラ	4	4
apical cap	4	0

所見名	所見数	本プログラムが検出した不要な所見数
肉芽腫	3	3
無気肺	2	1
石灰化	2	0
肋骨骨折	2	0
横隔膜拳上	1	1
食道裂孔ヘルニア	1	1
free air	1	0
甲状腺腫瘤	1	0
腸管の液面形成	1	0
合計	114	46

図21 対象外所見に対するAIの反応＝通常検出不要な所見

富士フイルム株式会社資料より許可を得て引用

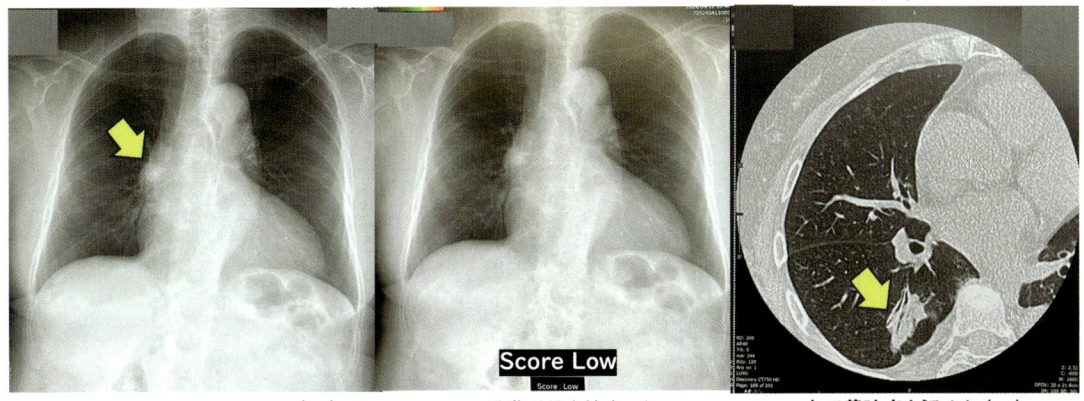

検出されやすい陰影（部位）		
✓肺野の結節・腫瘤影	……	最も得意な部位
✓肺野の浸潤影（うっ血）	……	間質性肺炎の評価は難しい
✓エアースペース（気胸）	……	軽度でも検出する
検出がされにくい陰影（部位）		
✓肺門部，縦隔の陰影	……	低スコアになりやすい
✓すりガラス陰影	……	完全すりガラス（Pure GGO）は検出不可能
✓心大血管，縦隔，横隔膜，骨などと重なる陰影	……	左右差があれば検出する

図22 検出されやすい陰影（部位）と検出されにくい陰影（部位）

胸部X線　　　　　AI解析　　　　　胸部CT

Score Low

右肺門部に結節影を認める（→）　　　AIは異常所見を検出しない　　　右下葉肺癌を認めた（→）

図23 60代，女性，胸部X線で異常を指摘されて精査で右肺腺癌の診断
AIは異常所見を検出せずスコアLowとなり，偽陰性であった症例である。

重なる陰影で，読影医が胸部X線で明らかに異常所見である判断しても，AIによる評価スコアは低値もしくはLow（レベル1）ということをしばしば経験する。具体例を提示すると，**図23**のように胸部X線では右肺門部に結節陰影を認めるが，AIは異常所見として検出せずスコアLowを示している。本症例はAIは検出していないにもかかわらず，読影医がこの陰影に対しては精査が必要と判断して，胸部CTを撮影したところ右下葉に不正な結節影を認め，肺腺癌と診断された。このような症例では，読影医の胸部X線診断のほうがきわめて重要であり，肺門部の肺癌や縦隔腫瘍はAIでは検出できないことがあると心得たほうがよい。

AI診断と健（検）診対象者の特性

健（検）診対象者の特性によってAIによる異常陰影の検出が少ない場合と多い場合がある。これはAIによる胸部X線診断補助において，胸部X線画像そのものが良質でなければ精度の高い診断ができないことにも起因している。

異常陰影の検出が少ないのは，一般に学生など若者が対象となる健診などであり，異常陰影の検出が多いのは高齢者，老健施設などの入所者，石綿・塵肺対象者の健（検）診などである。以下に具体的症例を示しながら，詳細にみていく。

学生健診

学生は年齢も若く，通常の健診においても要精査の割合が低い。それはAIによる胸部X線診断補助でも同様であり，異常所見として検出される症例は少ない。当センターが，ある専門学校（対象者は20歳前後）で行った275件の健診ではAIが異常を検出したのは8件のみ（2.9%）であった。そのうち1件（要精検率0.36%）が要精検となったが，それは**図24**に示すようにAIが検出した下肺野の浸潤影ではなく，AIが異常と検出しなかった上肺野の閉塞性肺炎を疑う陰影であった。これも読影医の判断で要精検と診断した。

老健施設での健（検）診

老健施設での健（検）診には大いに問題がある。受診者が高齢であるうえに，座位や身体が傾いた条件での写真が多く，通常の胸部X線読影でさえも大変である。AIに頼りたいところだが，こういったケースではさすがのAIも過剰に反応し，多くの異常所見を検出する。2024年9月に当センターで老健施設108名の健（検）診を行ったところ，AIは71名（65.7%）に異常所見を検出し，そのうち5件（4.63%）が要精検となった。通常の健（検）診では1〜2%の要精検率であるので，かなり高い数値である。

AI解析の異常所見は浸潤影として高値のスコアで検出した割合が特に多かった。典型的な症例は**図25**のように80歳代の女性で，斜位での撮影の上に両下肺野にびまん性の粒状・網状陰影を認め，AIは高スコアで93（レベル5）を示した。本症例では同時に食道裂孔ヘルニアも認めているが，AIはこれを異常所見としては検出してはいない。

石綿・塵肺健診

石綿・塵肺健診の胸部X線写真は，前述したように画像の処理方法が通常と異なり，肺野の病変を中心にみているため，鮮明度がやや落ちる。このような画像では，AIの解析においてスコアは決

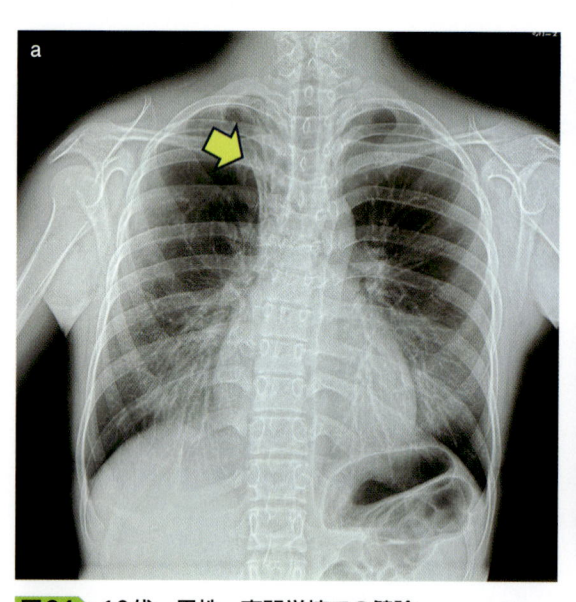
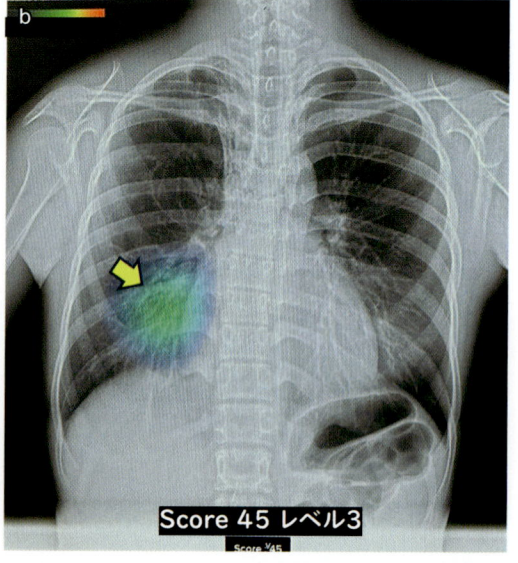

Score 45 レベル3

図24 ▶ 10代，男性，専門学校での健診
胸部X線では上肺野縦隔側に含気が低下した無気肺様の陰影を認めるが（a→），AIは同部位の異常所見は検出せず，下肺野の血管影をスコア45（レベル3）として検出した（b→）。過去の比較写真がないため，上肺野の陰影で要精査とした。

して高くないものの異常を検出する場合が多くなり，注意を要する。（**図26**）。当センターで45件の読影をしたところ，AIは25件（55.6%）で異常所見を検出した。スコアは比較的低値がであったが，判断に戸惑い読影に時間を要した。

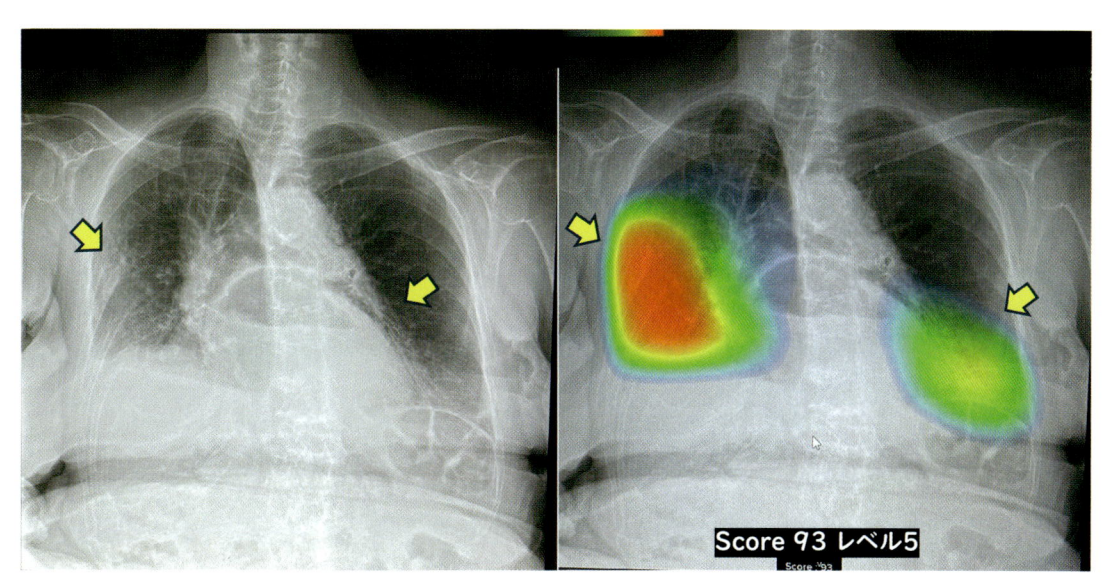

図25 ▶ **80代，女性，老健施設の健診**
胸部X線は斜位で撮影され，縦隔には大きな食道裂孔ヘルニアを認める。両下肺野にびまん性の粒状影・網状影を認め（→），AIは浸潤影の異常として検出し，スコア93（レベル5）と高値を示した。前回の胸部X線と比較して変化を認めなかったため非精査とした。

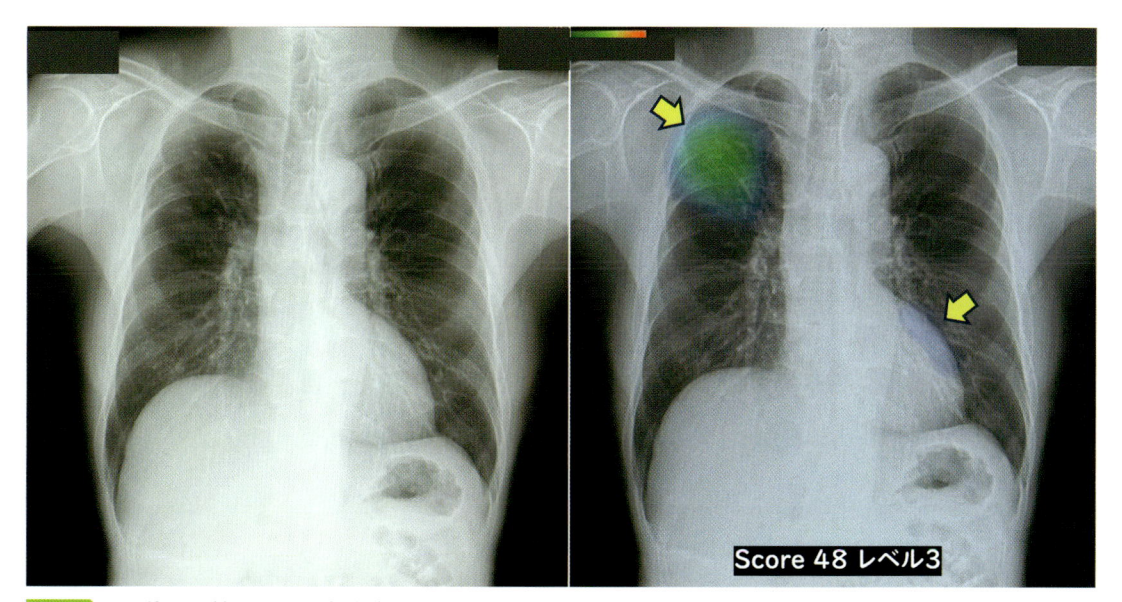

図26 ▶ **60代，男性，石綿・塵肺健診**
石綿・塵肺健診でAIは右上肺野に異常所見（→）を検出した（スコア48，レベル3）。過去の胸部X線との比較読影で変化のない陰影であっため，非精査とした。

ここがポイント 　塵肺健診における AI による胸部 X 線の読影の注意点

　塵肺健康診断および塵肺管理区分の決定における DR（FPD）写真および CR 写真の取扱いなどについては，厚生労働省労働基準局の定める基準がある。すなわち，以下の 3 点の条件を満たすことが必要になっている。

1. 全肺野の細部まで十分に読影が可能であること
2. 適正な濃度とコントラストであること
3. 陰影が強調されすぎていないこと

　このため，塵肺検診の撮影条件，画像処理条件は特殊であり（**図27**），メーカーごとに画像処理条件も定められている。

　AI による胸部 X 線診断補助装置も塵肺検診の学習が不十分の可能性があるだろう。AI がひとたび異常所見を検出すると，いくらスコアが低値でも読影医は慎重になってしまう。あらかじめこの特性は念頭に置いておいたほうがよい。

1　撮影条件

電圧	110〜140 [kV]
焦点被写体間距離	180〜200 [cm]
出力サイズ	ライフサイズ （半切または大角フィルム）
撮影倍率	等倍撮影 （縮小撮影は認めない）
撮影条件表示	出力フィルムに「メーカー毎画像処理条件」が分かるように表示すること （メーカーごとに後述）
グリッド	限定しない （塵肺診査ハンドブックのグリッドの条件にも制約されない）
空間分解能	限定しない

2　画像処理条件（一般的表記）

階調処理	肺野部の最高濃度を 1.6〜2.0 程度とすること マルチ周波数処理を原則行わないこと
周波数処理	ただし，縦隔の画質の劣化等臨床的な問題が生じる場合には，専門家による読影委員会において認められたマルチ周波数処理を行うことができる。

図27 ▶ 塵肺健康診断などのための DR（FPD）撮像表示条件

AI による判定で偽陽性となりやすい病変と偽陰性となりやすい病変

　AI による異常所見の検出をさらにわかりやすく示すために，偽陽性となりやすい病変と偽陰性と

なりやすい病変について**図28**にまとめた。

偽陽性となりやすい病変

　偽陽性となりやすい病変には正常の乳頭や血管も含まれ，AIはときにこれらを思いもよらぬ高スコアとして表示することがある（**図29**，**30**）。また，胸膜肥厚や，肺尖部の硬化性陰影（いわゆるapical cap），石灰化陰影もしばしば異常陰影として検出される（**図31**，**図32**）。

　一方で，炎症性瘢痕，肋骨の骨折痕，手術後の陰影，ペースメーカー，ポート，ワイヤーなどの多くはほとんど異常所見としては検出されない。側弯症や漏斗胸などの胸郭の変形も異常所見として検出されることはまずない（**図33**）。

> **偽陽性となりやすい病変**
> - 肺尖部の硬化性陰影（apical cap）
> - 胸膜肥厚
> - 乳頭陰影
> - 血管陰影（特に下肺野）
> - 石灰化陰影
> - 瘢痕陰影
> - 索状・線状陰影
>
> **偽陰性となりやすい病変**
> - 肺門部腫瘤・結節
> - すりガラス陰影
> - 1cm以下の小結節影
> - 心大血管，縦隔，横隔膜，骨などと重なる陰影

図28　偽陽性となりやすい病変と偽陰性となりやすい病変

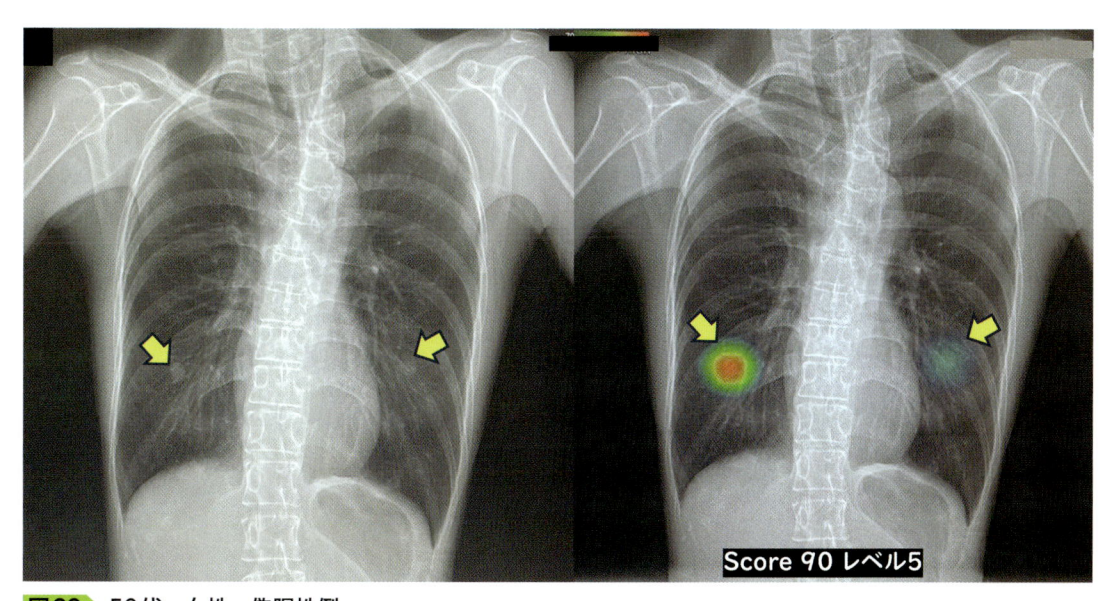

Score 90 レベル5

図29　50代，女性，偽陽性例
やせ型でAIは両側の乳頭（→）を異常所見（スコア90，レベル5）として検出している。

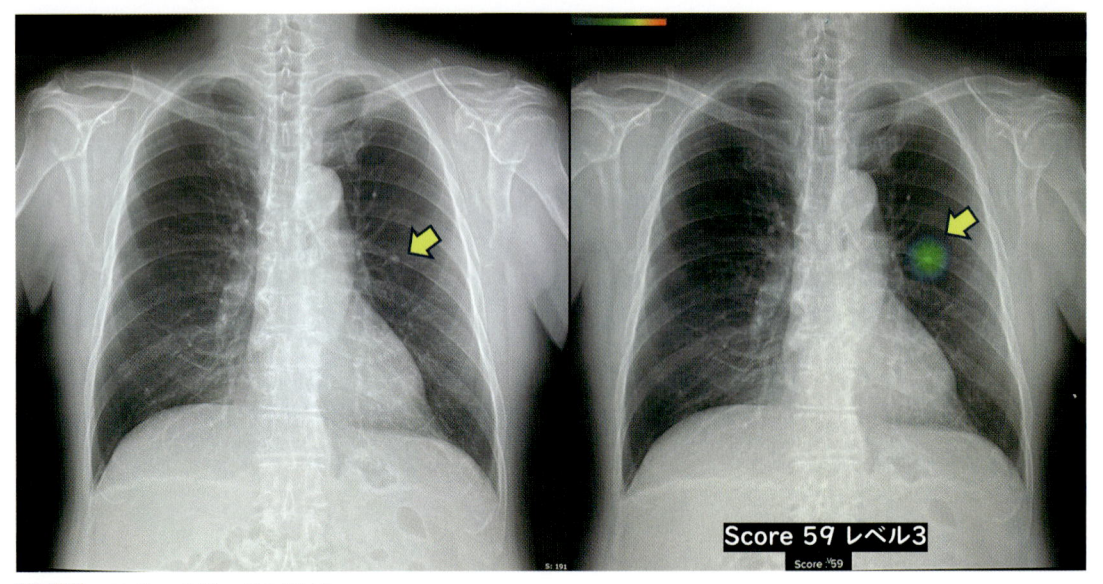

図30 ▶ 70代，女性，偽陽性例
左中肺野に血管影（→）を認め，AIは異常所見（スコア59，レベル3）として検出している。この陰影は過去の胸部X線と比較しても変化はない。

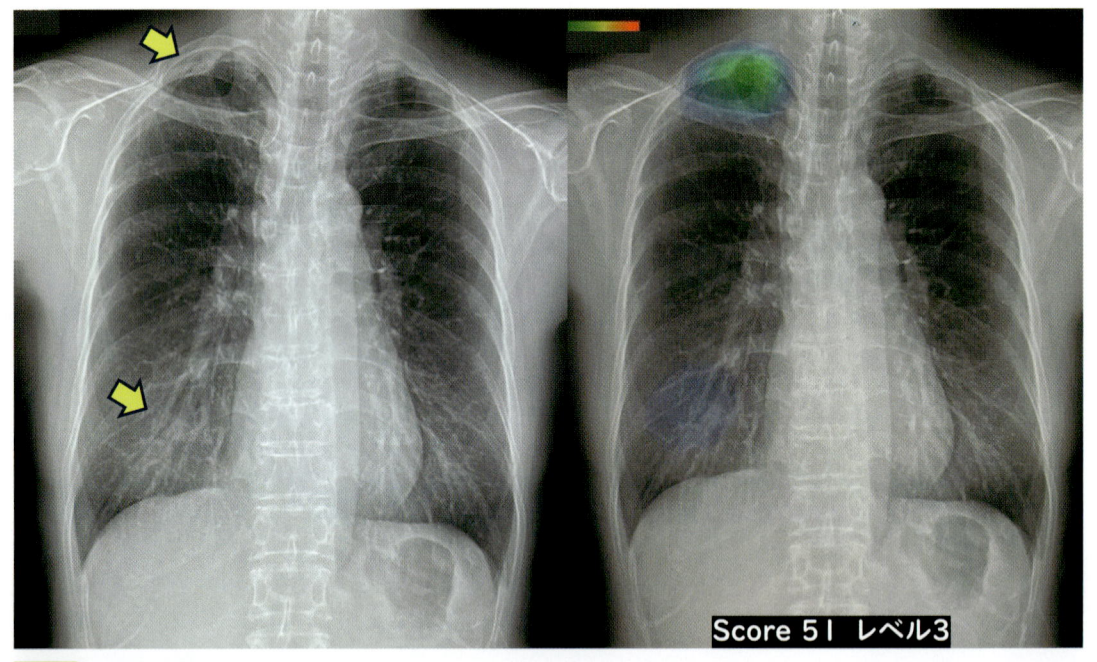

図31 ▶ 60代，女性，偽陽性例
AIは右肺尖部の胸膜肥厚と右下肺野に異常を検出（→）している（スコア51，レベル3）。右下肺野のスコアは不明であるが，青色の低値であり血管影と考えられる。これらの陰影は過去の胸部X線と比較しても変化はない。

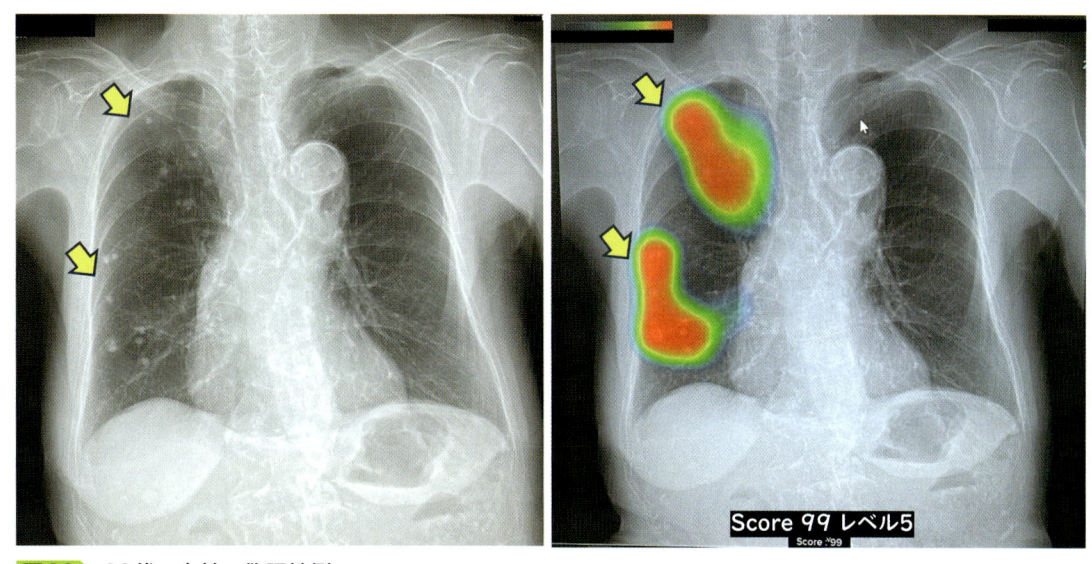

図32 ▶ 80代，女性，偽陽性例
右肺野に多発する石灰化陰影を認め，AIはそれを高度の異常として検出している（スコア99，レベル5）。

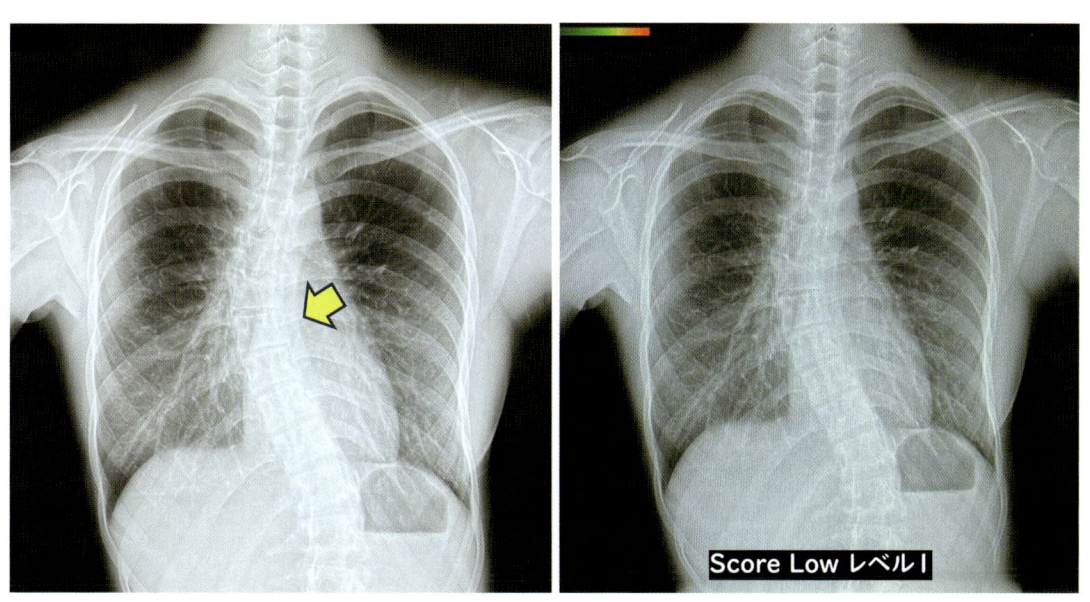

図33 ▶ 10代，女性，胸郭の変形例
学生健診でしばしば遭遇する側弯症を認めたが（→），AIは異常として検出しない（スコアLow，レベル1）。

偽陰性となりやすい病変

　偽陰性となりやすい病変はこれまで述べてきたとおりであるが，AIの判定スコアがLowや低値の場合も含んでいるので，過去の胸部X線との比較も含めて，読影医の慎重な最終的判断が最も重要であることを繰り返して協調しておきたい。最終責任はあくまでも医師にあるからである。

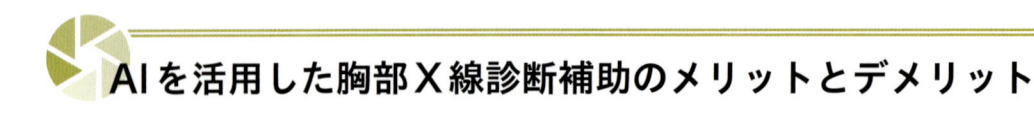
AIを活用した胸部X線診断補助のメリットとデメリット

　ここまで述べてきたことを踏まえて，AIを活用した胸部X線診断補助におけるメリットとデメリットを図34に整理した。

メリットを考える

　メリットのなかで，医師の負担軽減と放射線科専門医（読影専門医）が少ない現状への手助けという2点は非常に大きいと考える。AI導入当初は，異常所見の検出が予想以上に多く，その解析に時間がかかった。慣れとともに，前述した偽陽性，偽陰性になりやすい病変のパターンも理解でき，読影効率は格段に向上した。

　また，見落としが心配な肺がん検診においては，これまで訴訟リスクも含めて一人で判断する場合に感じていた精神的重圧を軽減してくれるため，今ではむしろAIによる画像診断補助のなかった以前の状況に戻ることはできなくなってきている。

　さらに現在，健（検）診で読影医の確保が困難になってきている状況の中でAIを診断補助として活用することは，現状でも大きな手助けであるし，将来は，AIが読影医の一人としての役割を果たしてくれるようになる可能性も期待している。

デメリットを考える

　AIのデメリットとして図34には5点を挙げたが，これらはデメリットというよりもむしろAIを医療分野での診断補助手段として使用する際は，すべてに共通する問題点であろう。

　胸部X線読影では前述した偽陽性が増加し，要精検率の増加につながるおそれが懸念されるが，本書の第2章で示してきた判定基準を参考にすることによって，この問題が少しでも解決されていくと信じたい。

　また，運用（活用）を誤ると見逃しをした際に言い訳にならないという点は，「AIがhigh scoreを付けたにもかかわらず，読影医の判断で非精査とした」ときに生じうる問題である。このような逆リスクが生じないよう，読影医はAIの特性をよく理解して最終的な判断を行うことが重要である。

AIを活用した胸部X線診断補助のコツとピットフォール

　本項では主として富士フイルム株式会社のAIによる胸部X線診断補助装置（CXR-AID）を用いた胸部X線読影について詳細を示してきたが，これらは各社の装置において共通な事項と考えられる。われわれはAIを上手に活用して是非とも強い味方にする必要がある。そのためもこれまで述べてきたコツとピットフォールを図35にまとめたので参考にしていただきたい。

【メリット】
✓画像診断の精度と質の向上
　AIが医師より先に判別し，医師はより難しい症例に注力でき，医師による診断精度や質が高くなる
　画像診断が可能になる。AIとの役割分担で，医師の負担が軽減できる
　⇒　診断精度（精度管理）の向上
　⇒　医師の負担軽減
　⇒　放射線科専門医（読影専門医）が少ない現状への手助け

✓見逃し（偽陰性）の減少
　医師がみた後や，あるいはリアルタイムにAIが判別することで，AIがダブルチェックの役割を果たす。ひとりで判断しなければならない場合の精神的重圧の軽減や，重大な見逃しの減少が期待できる
　⇒　訴訟時に身も守ってくれる

✓画像診断加算3の算定（2024年度の診療報酬改定で救命救急センターを有する病院で可能）

【デメリット】
✓導入コスト
✓AIの質（集められたデータの質）に診断の質も左右される
✓診断の根拠がわかりづらいことがある（ブラックボックス問題）
✓読影時に先入観が入り，手抜き読影になる可能性がある
✓偽陽性の増加
　　　⇒カットオフ・ラインの設定が難しい
✓運用（活用）を誤ると，見逃したときにいいわけできない

・AIは診断の補助ツール
・最終的判断は医師の役目

図34 AIを活用した胸部X線診断補助のメリットとデメリット

✓AIの特性を知り，正しく運用する
　・偽陰性，偽陽性があること，それはどのような病変に対して起きやすいのかを知ること
　・AIは異常所見の検出であり，必ずしも癌の発見ではない
　・AIを過信した手抜き読影はもっての外である
　・AIを導入したからには，その所見を無視して癌を見落としたら，本末転倒でいいわけできない

✓AIは，特に専門医以外の医師が読影力を助けてくれる
　・AI読影の判定基準を読影特医にかかわらず，ある程度一律しておくことが大切である

✓AIは経時的な変化を見るのにも役立つ
　・経年受診者の読影の時により威力を発揮する

✓大原則はAIの前に自ら読影し，AIは補助診断として活用し，最終判定は医師が行うこと

✓AIは今後ますます学習して，精度が高くなる

✓AI導入により目指すものは，読影精度の向上と読影効率の改善である

図35 AIを上手に活用するコツとピットフォール

ここがポイント　胸部X線読影にAIを活用する際の注意点の周知法

鳥取県保健事業団では年間約10万件の胸部X線を読影しており，読影医の人数も非常に多い。そこでAIによる胸部X線診断補助を適切に運用するための注意事項を作成した。

読影を担当する医師に周知するために，以下の「胸部X線AI読影の5箇条」を読影室の壁面に掲示し，いつでも読影医の目に入るようにしている（図36）。

1. AIの特性を知り、偽陽性と偽陰性があることを知るべし

2. AIの前に自ら読影せよ、AI読影は判断基準を参照すべし

3. AIを過信して、手抜き読影をすることは決してなかれ

4. AIは補助手段であり、最終判定は医師が行なうべし

5. AI導入により目指すものは、読影精度の向上と読影効率の改善と心得よ

図36　当院での胸部X線AI読影の5箇条

第5章

胸部X線診断補助装置（CXR-AID）を活用した胸部X線診断の100症例

日常診療での活用症例（60例），健（検）診での活用症例（40例）

　AIによる胸部X線診断は実際の読影現場でこれまで数多く使用されており，そのなかで有用性を実感した症例やAIが表示したスコア値が意外に低いと感じた症例，AI解析の限界を感じた症例など貴重な経験が蓄積されてきている。本章ではこれまで筆者が富士フイルム株式会社のCXR-AIDを活用した具体的症例から，読影の際に参考となるAI解析が有用であった症例や，AI解析の限界を感じた症例について紹介する。

　目的は2点ある。1点目は，日常診療で実際に診断が確定している症例において，AIが胸部X線をどのように解析したかを確認して，偽陰性，偽陽性となるパターンを理解すること，2点目は，健（検）診の症例において，過去の写真との比較読影がある場合とない場合で，AIを参照しながら要精査にするかどうかを考えてみること，である。

　前者は60例，後者は40例で合わせて100症例を紹介するが，後者に関しては，当健診センターでの読影の判断結果を示しており，最終的な診断はまだ判明していないことをご理解いただきたい。

日常診療での活用症例

AI解析が有用であった肺癌症例

症例1　40代，女性

診断：右肺上葉腺癌（結節・腫瘤影，スコア99，レベル5）

　2019年に検診で胸部X線異常陰影を右上肺野に指摘されたが（図37→），小径であるため経過観察となった。2020年，2021年も検診で同部位に異常を指摘されるが，大きな変化はないとされ，経過観察となった（図37）。2022年にはやや増大傾向があり，さらに施設にCXR-AIDが導入されてAI解析を行ったところ，結節・腫瘤影としてスコア99の高値（レベル5）の異常が検出された（図38→）。胸部CT，PET，気管支鏡で精査の結果，肺腺癌と診断された（図38）。

　本症例では右上肺野に大きさ約1.5cmの充実小結節影を認め，第7肋骨の背側と重なっているため，見落としやすい。しかしながら，もっと早く胸部CTで精査されてもよかった。AI解析で結

節・腫瘤影として高スコア（レベル5）が検出されたことが，読影医の背中を後押しするかたちで要精査となり，肺癌と診断された。

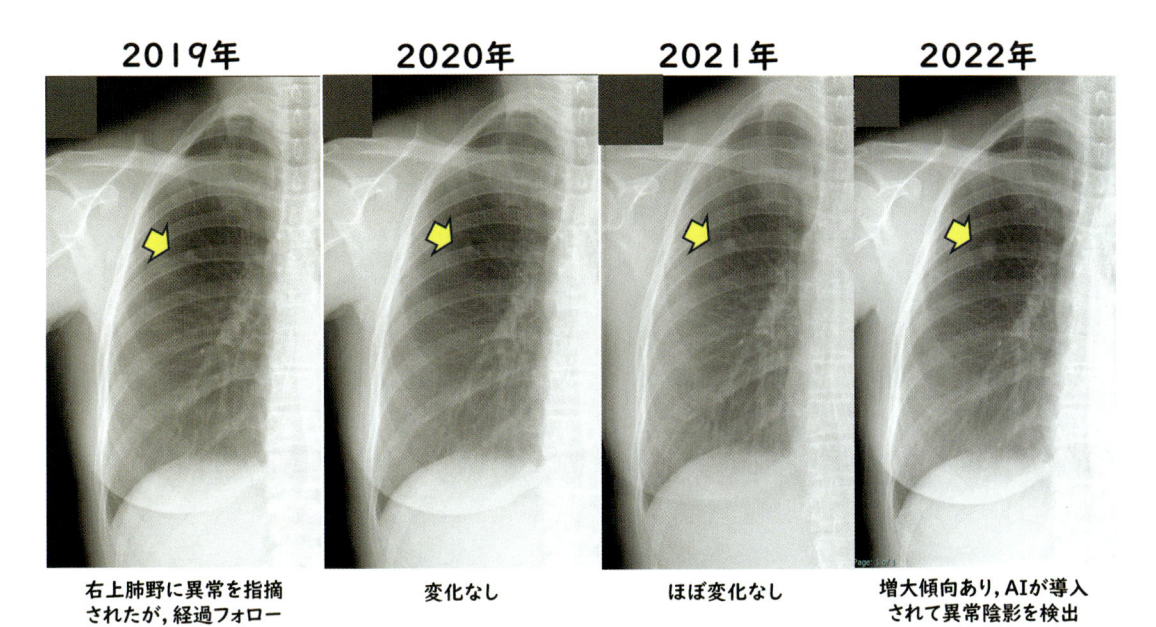

2019年	2020年	2021年	2022年
右上肺野に異常を指摘されたが，経過フォロー	変化なし	ほぼ変化なし	増大傾向あり，AIが導入されて異常陰影を検出

図37 ▶ 検診での胸部X線の経時推移

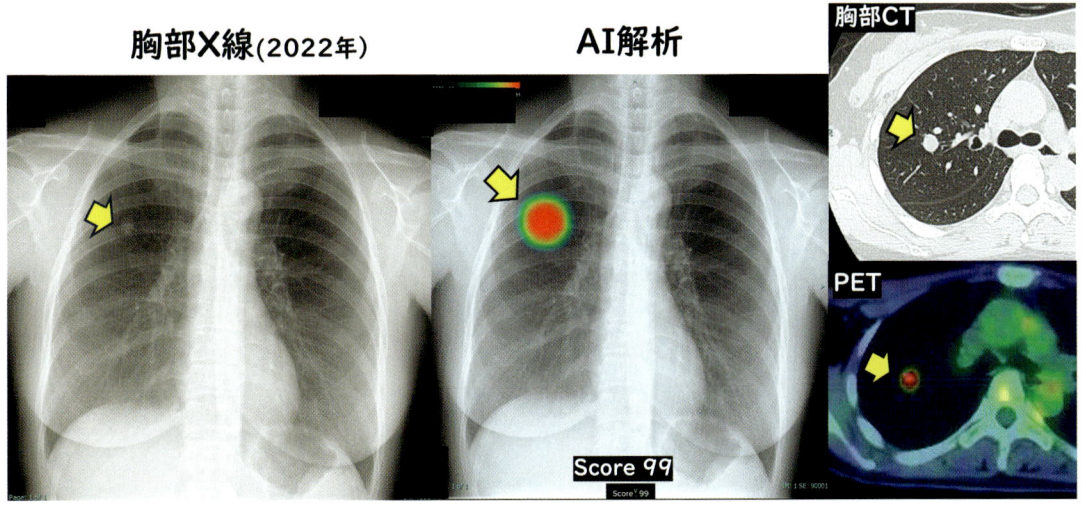

胸部X線(2022年)	AI解析	胸部CT / PET
右上肺野の小結節影	右上肺野の結節・腫瘤影（赤色）を検出	右肺上葉腺癌

図38 ▶ 胸部X線，AI解析（スコア99），胸部CT，PET所見

診断：左肺下葉腺癌（結節・腫瘤影，スコア98，レベル5）

　検診で左中肺野肺門部の肺動脈と重なる部位に，大きさ約4cmの腫瘤影を指摘された（図39→）。本症例は熟練した読影医であればまず見落とさない陰影である。AI解析では結節・腫瘤影としてスコア98の高値（レベル5）の異常が検出され，気管支鏡検査で左下葉肺癌と診断された（図39）。

胸部X線

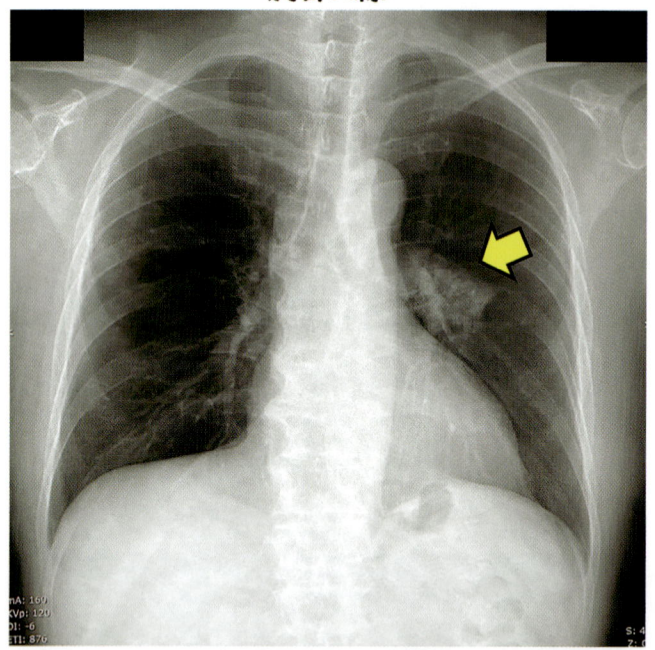

左中肺野肺門部の腫瘤影

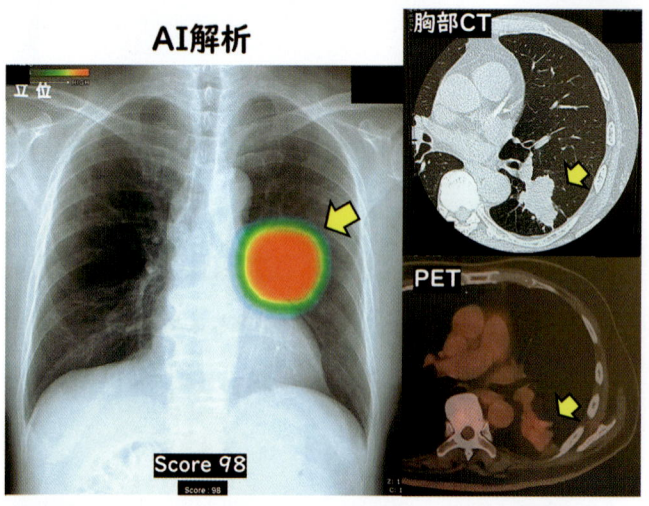

左中肺野肺門部に結節・腫瘤影（赤色）を検出　　左肺下葉腺癌

図39 胸部X線，AI解析（スコア98），胸部CT，PET所見

症例3　70代，男性

診断：左肺上葉腺癌（結節・腫瘤影，スコア96，レベル5）

　検診で左上肺野の鎖骨と重なる部位に，大きさ約2.5 cmの充実結節影を指摘された（**図40→**）。左右差を比較すれば濃度上昇に気が付くが，一見すると見落とす可能性のある陰影である。AI解析では結節・腫瘤影としてスコア96の高値（レベル5）の異常が検出され，気管支鏡検査で左上葉肺癌と診断された（**図40**）。

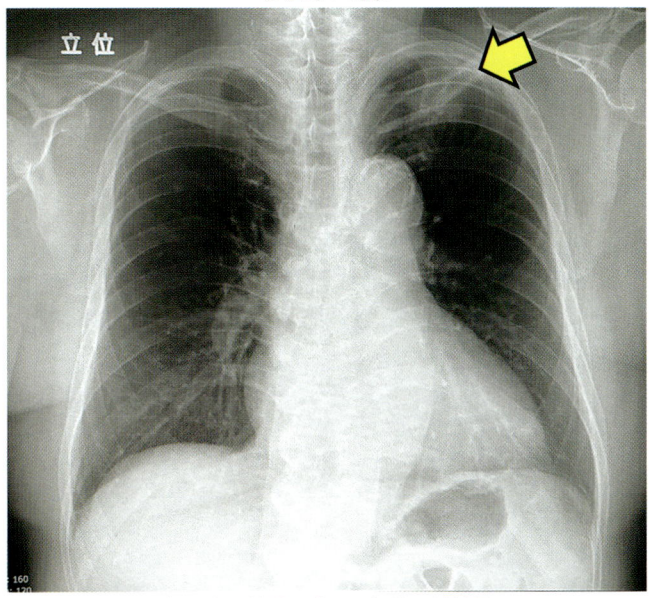

胸部X線

左上肺野鎖骨と重なる部位の結節影

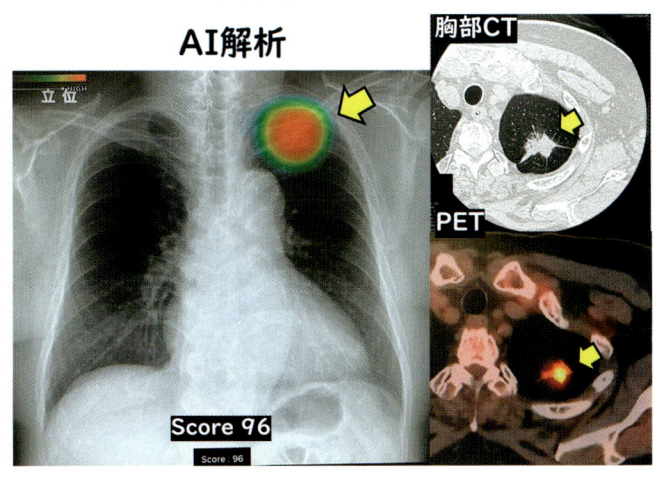

AI解析　　**胸部CT**　　**PET**

左上肺野に結節・腫瘤影（赤色）を検出　　　左肺上葉腺癌

図40　胸部X線，AI解析（スコア96），胸部CT，PET所見

診断：右肺下葉腺癌（結節・腫瘤影，スコア95，レベル5）

　右下肺野に大きさ約4cmの腫瘤影を認める（**図41 →**）。比較的わかりやすい陰影で，まず見落とすことはないだろう。AI解析では結節・腫瘤影としてスコア95の高値（レベル5）の異常が検出され，気管支鏡検査で右上葉肺癌と診断された（**図41**）。

胸部X線

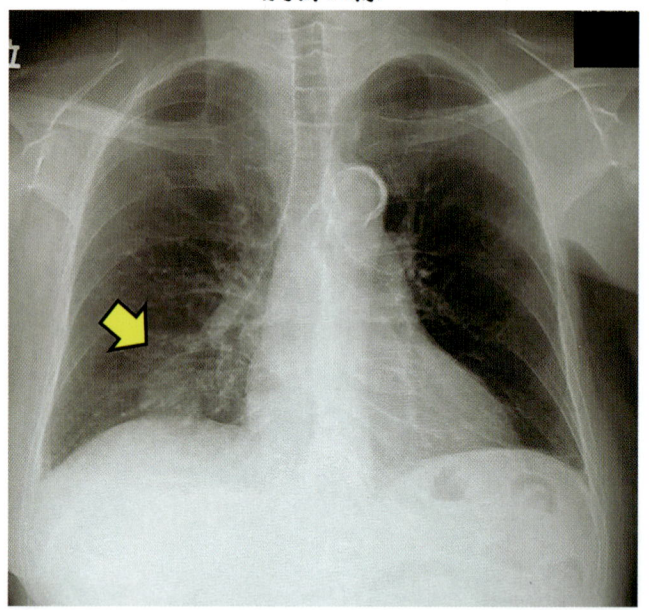

右下肺野の腫瘤影

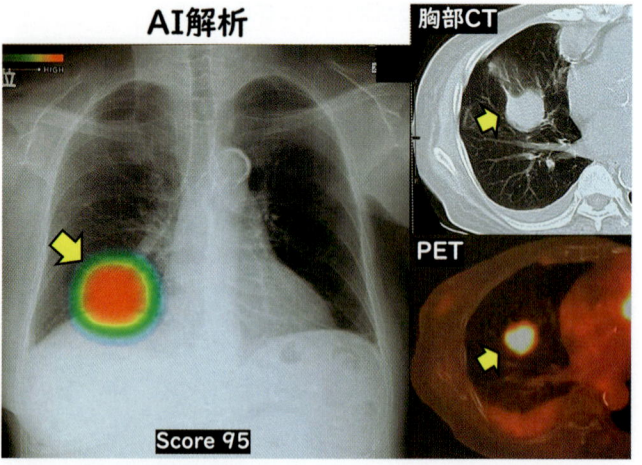

右下肺野に結節・腫瘤影（赤色）を検出　　　右肺下葉腺癌

図41 ▶ 胸部X線，AI解析（スコア95），胸部CT，PET所見

症例5　60代，男性

診断：右肺上葉腺癌（結節・腫瘤影，スコア93，レベル5）

　人間ドックの胸部Ｘ線で右上肺野第一肋骨の外側に大きさ約1.5 mの結節影を認めた（図42→）。注意して読影しないと見落とす可能性がある。AI解析では結節・腫瘤影としてスコア93の高値（レベル5）の異常が検出され，胸腔鏡手術で右上葉肺癌と診断された（図42）。

胸部Ｘ線

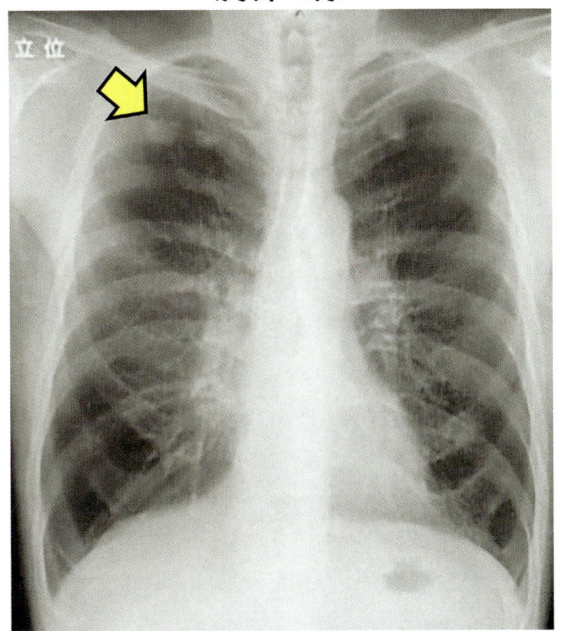

右上肺野の結節影

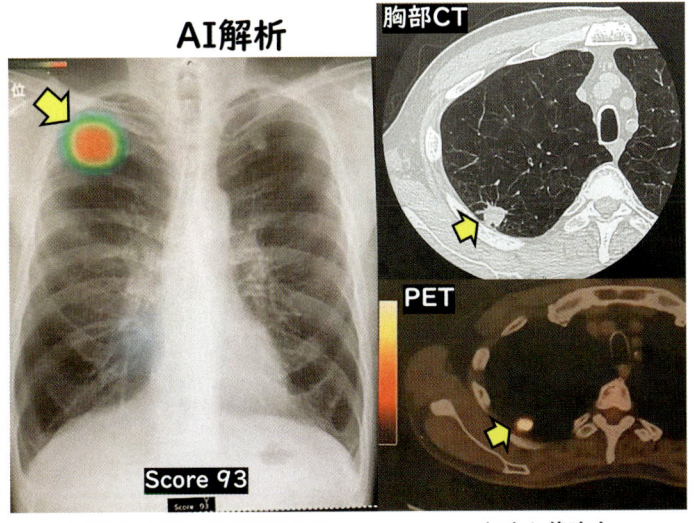

右上肺野に結節・腫瘤影（赤色）
右下肺野に淡い浸潤影（青色）を検出

右肺上葉腺癌

図42 胸部Ｘ線，CXR-AID解析（スコア93），胸部CT，PET所見

症例6　70代，男性

診断：右肺下葉腺癌（結節・腫瘤影，スコア85，レベル5）

　検診で右中肺野に大きさ約2cmの淡い結節影を指摘された（**図43**→）。小さく淡い陰影のため注意して読影しないと見落とす。AI解析では結節・腫瘤影としてスコア85の高値（レベル5）の異常が検出され，胸腔鏡手術で右下葉肺癌と診断された（**図43**）。

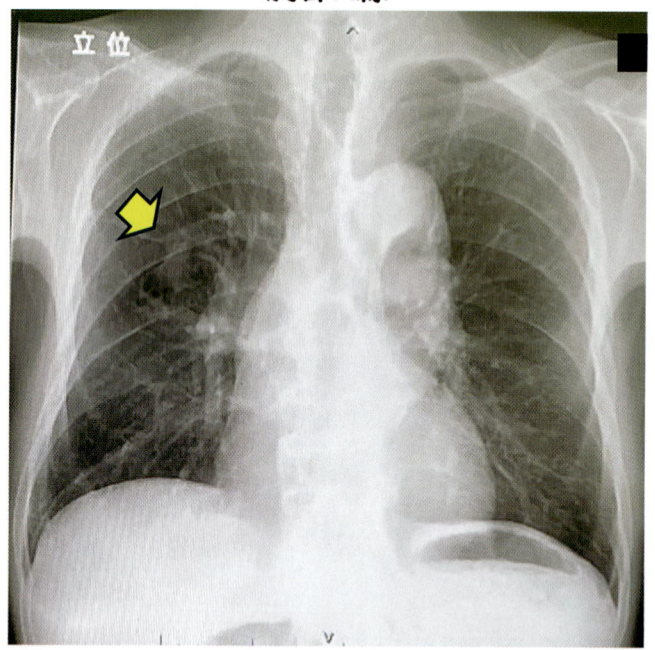

右中肺野の結節影

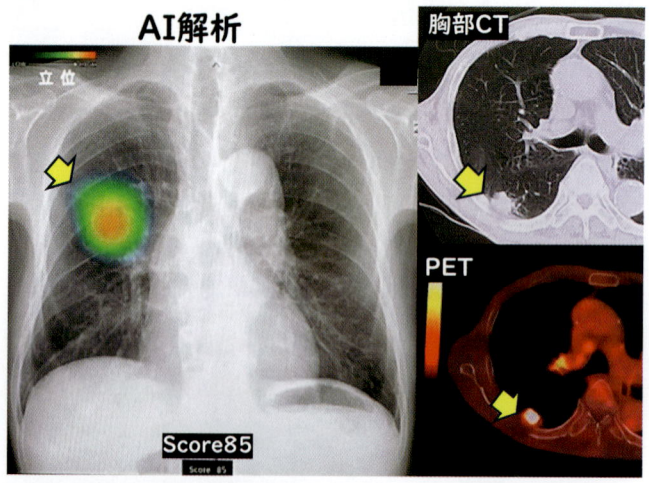

右中肺野に結節・腫瘤影（赤色）を検出　　　右肺下葉腺癌

図43　胸部X線，AI解析（スコア85），胸部CT，PET所見

症例7　70代，男性

診断：左肺下葉腺癌（結節・腫瘤影，スコア85，レベル5）

左肺門部に大きさ約2 cmの結節影を認めた（**図44→**）。肺動脈と重なる陰影ため見落としやすい。AI解析では同部位に広いエリアで結節・腫瘤影としてスコア85の高値（レベル5）の異常が検出され，気管支鏡検査で左下葉肺癌と診断された（**図44**）。AIは右側の結節・腫瘤影も検出したが，こちらは異常を認めなかった。

胸部X線

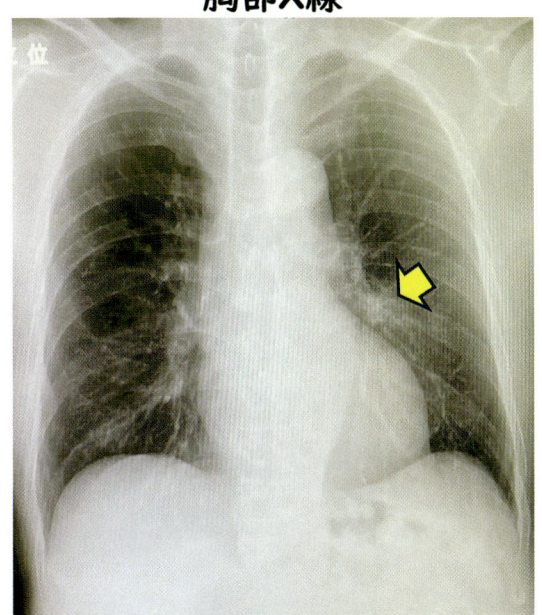

左肺門部の結節影

AI解析

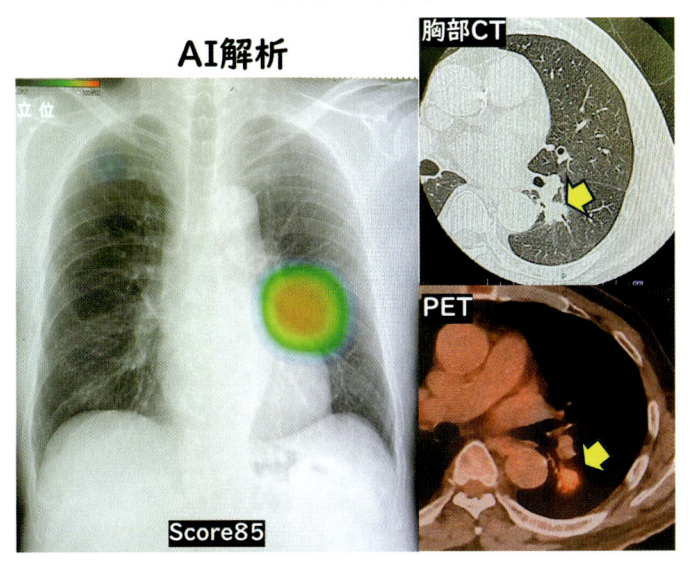

左肺門部に結節・腫瘤影（赤色）
右上肺野に結節・腫瘤影（青色）を検出

左肺下葉腺癌

図44▶ 胸部X線，AI解析（スコア85），胸部CT，PET所見

症例8 70代，男性

診断：右肺上葉腺癌（結節・腫瘤影，スコア84，レベル5）

　右上肺野の肋骨との重なる部位に，大きさ約2cmの結節影を認める（**図45→**）。症例5と類似し，注意すれば比較的見つけやすい陰影である。AI解析では結節・腫瘤影としてスコア84の高値（レベル5）の異常が検出され，気管支鏡検査で右上葉肺癌と診断された（**図45**）。

胸部X線

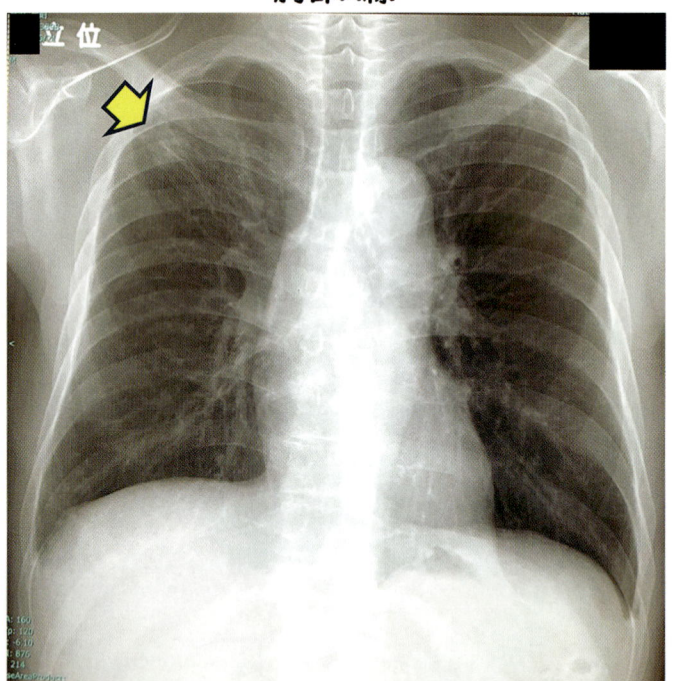

右上肺野の結節影

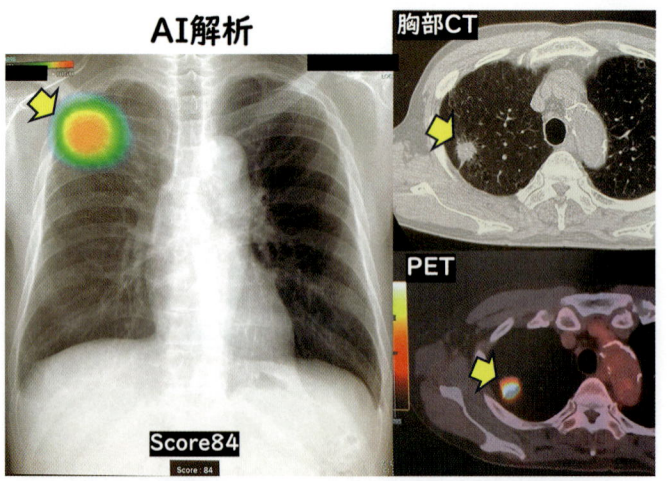

右上肺野の結節・腫瘤影（赤色）を検出　　　右肺上葉腺癌

図45 ▶ 胸部X線，AI解析（スコア84），胸部CT，PET所見

症例9 60代，男性

診断：右肺上葉腺癌（結節・腫瘤影，スコア84，レベル5）

　健診で右上肺野に大きさ約1cmの結節影を指摘された。これも症例5，症例8と同様に注意して読影しないと見落とす。AI解析では結節・腫瘤影としてスコア84の高値（レベル5）の異常が検出され，胸腔鏡手術で右上葉肺癌と診断された（**図46**）。

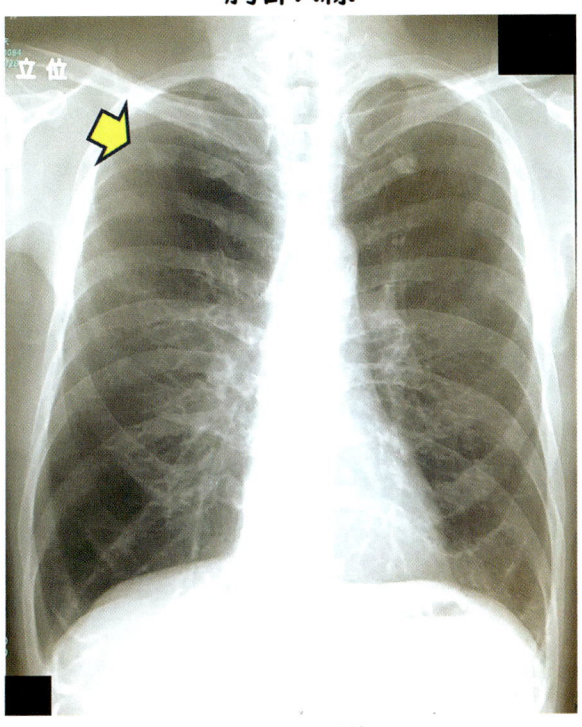

胸部X線

右上肺野の小結節影

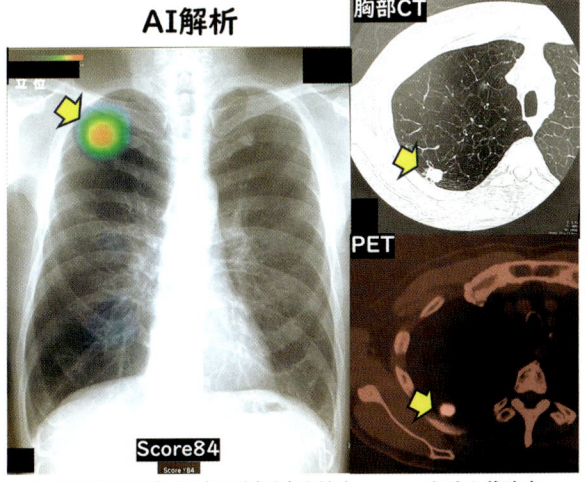

右上肺野の結節・腫瘤影（赤色）を検出
右下肺野にも浸潤影（青色）を検出

右肺上葉腺癌

図46 胸部X線，AI解析（スコア84），胸部CT，PET所見

症例10　60代，男性

診断：右肺上葉腺癌（結節・腫瘤影，スコア77，レベル4）

　右上肺野に大きさ約2cmの不整な索状の結節影を認める（**図47→**）。血管影や陳旧性陰影との鑑別が必要になる。AI解析では結節・腫瘤影としてスコア77の中等値（レベル4）の異常が検出され，気管支鏡検査で右上葉肺癌と診断された（**図47**）。

胸部X線

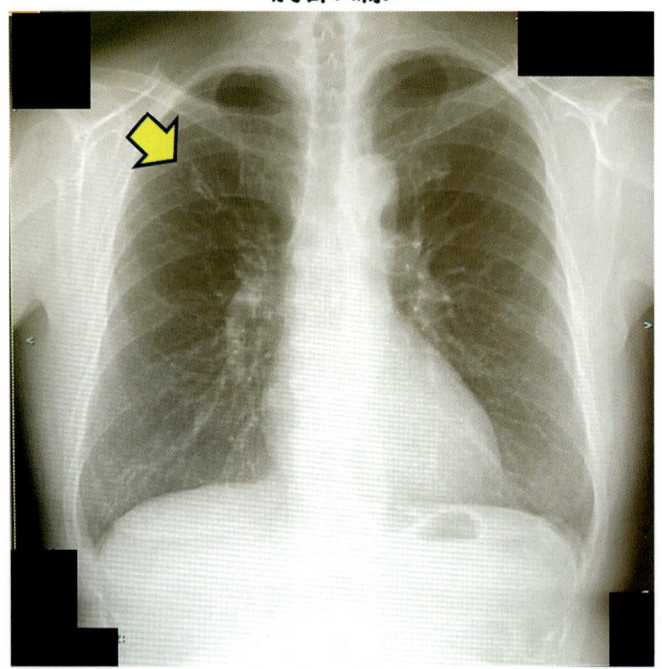

右上肺野の索状影

AI解析

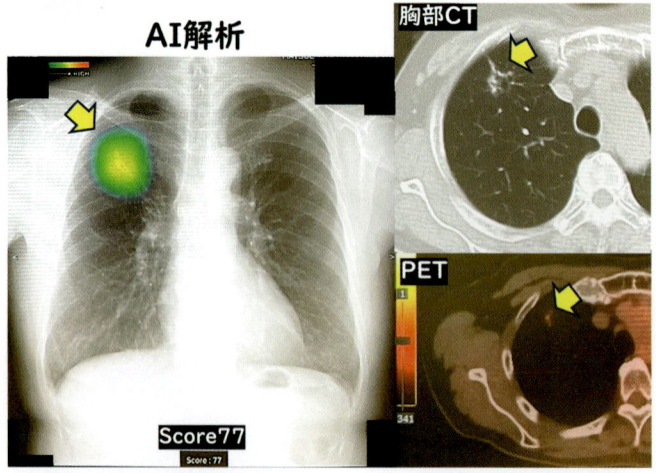

右上肺野の結節・腫瘤影（黄色）を検出　　　　右肺上葉腺癌

図47 ▶ 胸部X線，AI解析（スコア77），胸部CT，PET所見

症例11　70代，男性

診断：右肺下葉腺癌（結節・腫瘤影，スコア76，レベル4）

　右下肺野肺門部の腫大と血管影に重なる部位に異常影を認める（**図48**→）。右肋骨横隔膜角が鈍となり，胸水貯留も疑う。AI解析では広いエリアで，結節・腫瘤影としてスコア76の中等値（レベル4）の異常が検出されたが，肺門部の陰影，胸水に対しては異常を検出しなかった（**図48**）。気管支鏡検査で右上葉肺癌と診断され，胸水からも癌細胞が検出されて癌性胸膜炎と診断された。

胸部X線

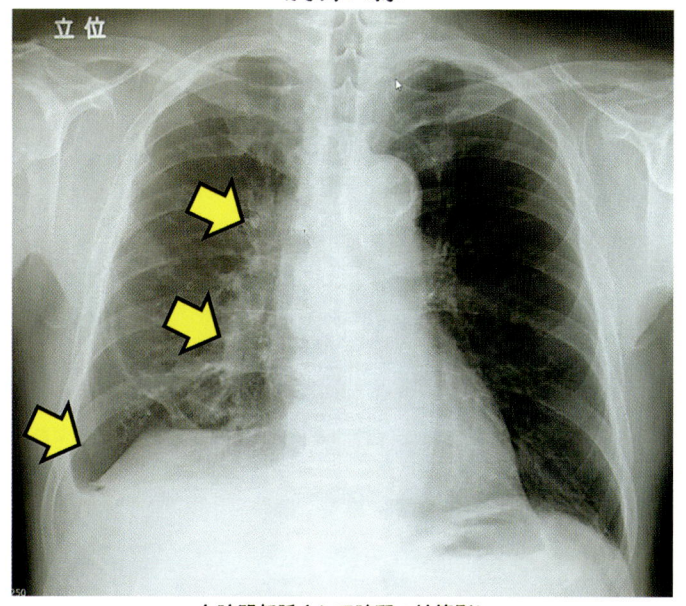

右肺門部腫大と下肺野の結節影と
右肋骨横隔膜の鈍化を認める

AI解析

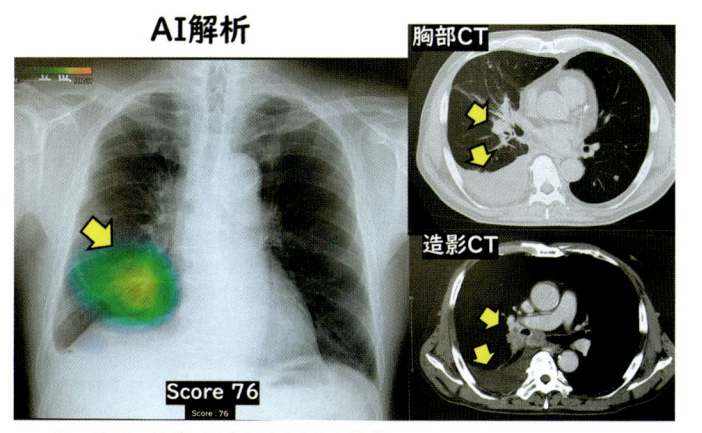

右下肺野に結節・腫瘤影（黄色）を検出　　　右肺下葉腺癌

図48 ▶ 胸部X線，AI解析（スコア76），胸部CT所見

症例12 70代，男性

診断：右肺上葉扁平上皮癌（結節・腫瘤影，スコア71，レベル4）

　血痰・咳嗽を主訴に精査したところ，胸部X線で右上肺野に異常陰影を認め（**図49**→），上葉の無気肺を疑った。AI解析では上肺野に広いエリアで，浸潤影としてスコア71の中等値（レベル4）の異常が検出され，胸部CT冠状断で右上葉気管支の閉塞による無気肺を認めた（**図49**）。さらに，胸部CT，PET精査で右肺門部に大きさ約4cmの腫瘍を認め（**図50**→），気管支鏡検査で上葉枝入口部に突出する腫瘍を認めた（**図50**）。同部位からの生検で右肺扁平上皮癌と診断された。

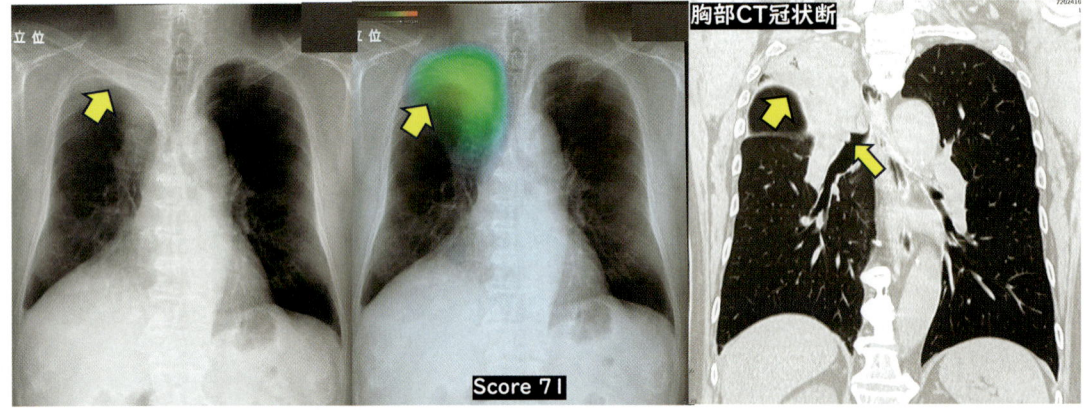

右上葉の無気肺　　　　右上肺野に浸潤影（黄色）を検出　　　右肺上葉肺門部肺癌とその末梢の
　　　　　　　　　　　　　　　　　　　　　　　　　　　　　上葉無気肺

図49 胸部X線，AI解析（スコア71），胸部CT冠状断所見

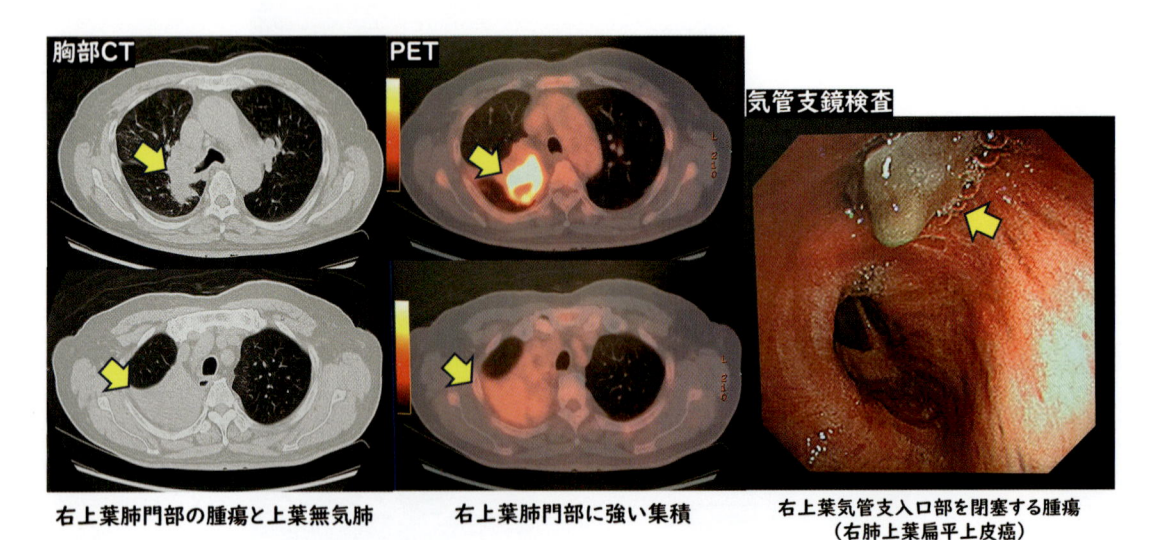

右上葉肺門部の腫瘍と上葉無気肺　　右上葉肺門部に強い集積　　右上葉気管支入口部を閉塞する腫瘍
　　　　　　　　　　　　　　　　　　　　　　　　　　　　　　（右肺上葉扁平上皮癌）

図50 胸部CT，PET，気管支鏡検査所見

症例13　60代，女性

診断：左肺下葉腺癌（結節・腫瘤影，スコア71，レベル4）

　左下肺野に大きさ約1.5 cmの淡い小結節影を認める（**図51**→）。心左縁の外側で乳頭との鑑別も必要になる。AI解析では広いエリアに結節・腫瘤影としてスコア71の中等値（レベル4）の異常が検出され，気管支鏡検査で左下葉肺癌と診断された（**図51**）。

胸部X線

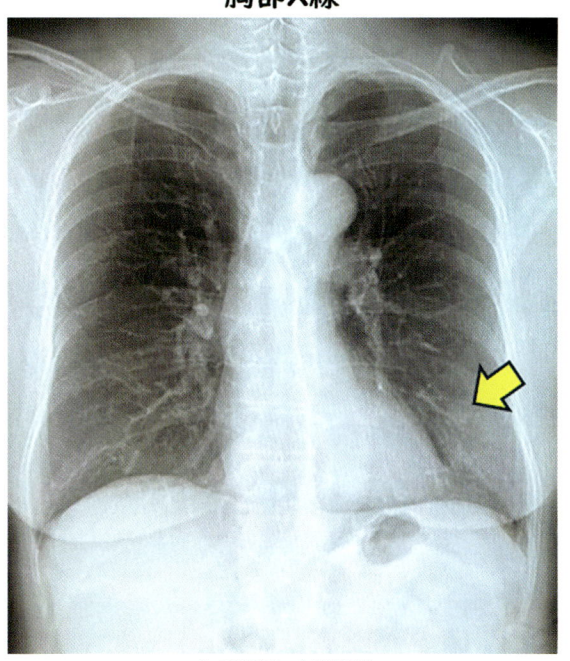

左下肺野に小結節影

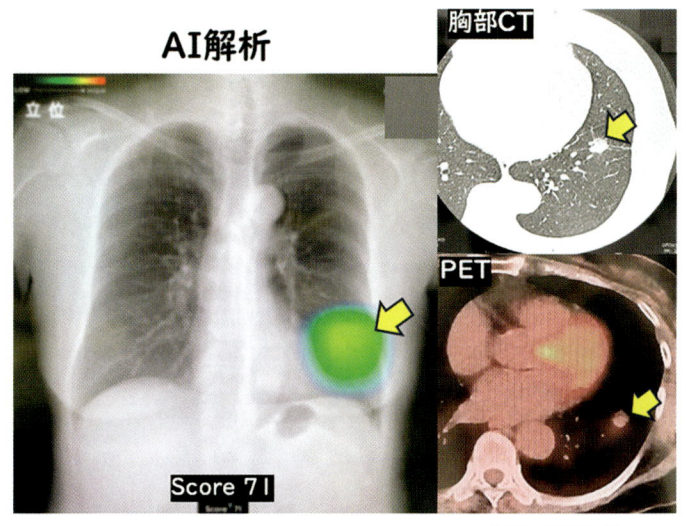

左下肺野に結節・腫瘤影（黄色）を検出　　　左肺下葉腺癌

図51　胸部X線，AI解析（スコア71），胸部CT，PET所見

症例14　70代，男性

診断：右肺上葉腺癌（結節・腫瘤影，スコア62，レベル4）

　右上肺野縦隔側に大きさ約3cmの結節影を認め（**図52→**），血管影（腕頭動脈の蛇行）との鑑別が難しい部位である。AI解析では広いエリアで結節・腫瘤影としてスコア62の中等値（レベル4）を検出した。気管支鏡検査で右上葉肺癌と診断された（**図52**）。

胸部X線

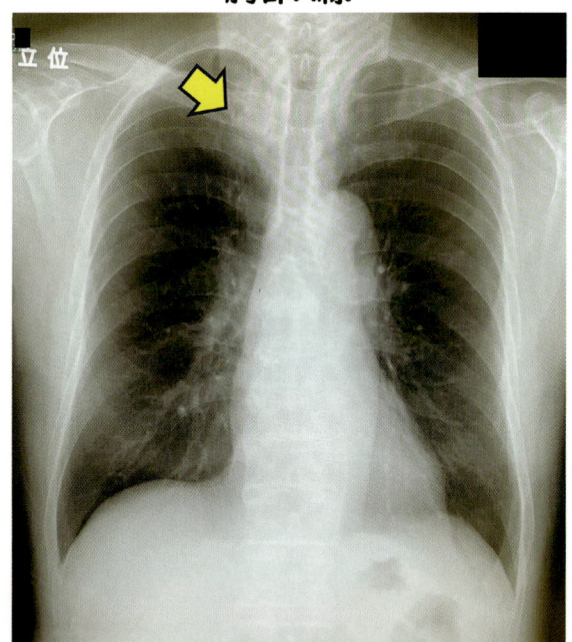

右上肺野の結節影

AI解析

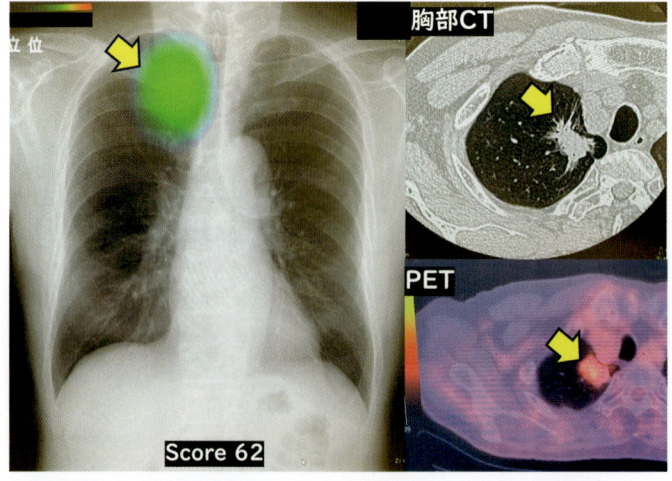

左上肺野の結節・腫瘤影（緑〜黄色）を検出　　　右肺上葉腺癌

図52 胸部X線，AI解析（スコア62），胸部CT，PET所見

症例15　80代，男性

診断：右肺中葉小細胞癌（結節・腫瘤影，スコア55，レベル3）

　右下肺野縦隔側に大きさ約2 cmの結節影を認め（**図53→**），血管影との鑑別が難しい部位である。AI解析では広いエリアで結節・腫瘤影としてスコア55の中等値（レベル3）を検出した。気管支鏡検査で右中葉肺癌と診断された（**図53**）。AIは左側の結節・腫瘤影も検出したが，こちらは異常を認めなかった。

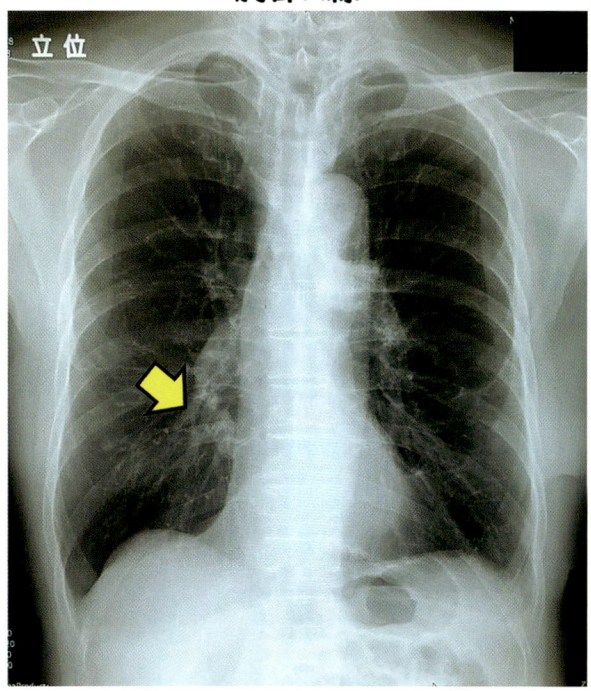

胸部X線

右下肺野の結節影

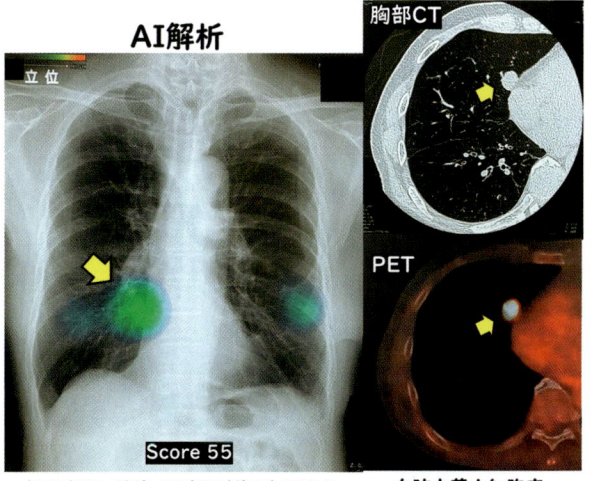

AI解析

右下肺野に結節・腫瘤影（黄色）を検出
左下肺野にも結節・腫瘤影（青色）を検出

胸部CT

PET

右肺中葉小細胞癌

図53 胸部X線，AI解析（スコア55），胸部CT，PET所見

症例16　70代，男性

診断：左肺上葉腺癌（結節・腫瘤影，スコア34，レベル2）

　左上肺野の第一肋骨外側に大きさ約1.5 cmの淡い結節影を認める（**図54→**）。見落としやすい陰影である。AI解析ではわずかに結節・腫瘤影としてスコア34の低値（レベル2）を検出した。胸腔鏡手術で左上葉肺癌と診断された（**図54**）。

胸部X線

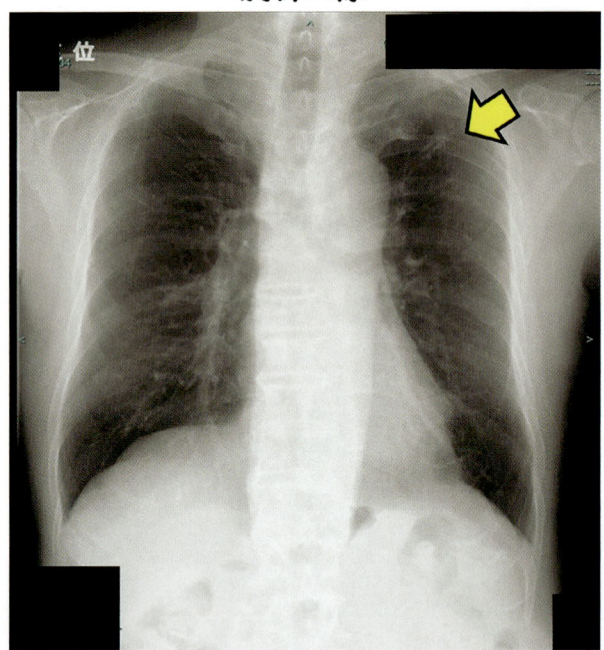

左上肺野の小結節影

AI解析

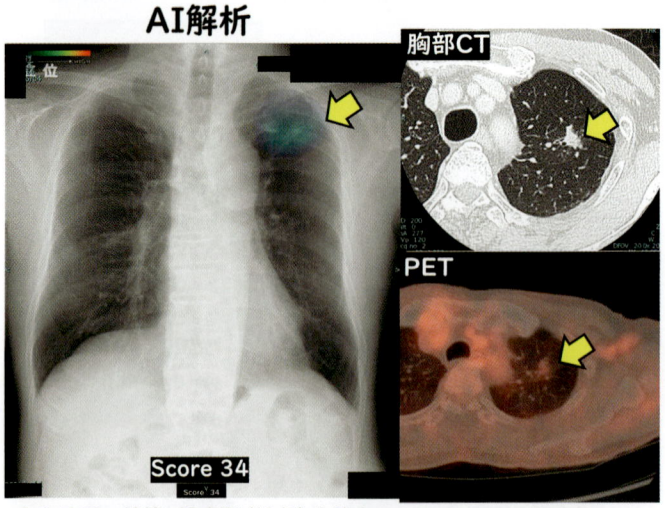

左上肺野に結節・腫瘤影（緑色）を検出　　　左肺上葉腺癌

図54 胸部X線，AI解析（スコア34），胸部CT，PET所見

症例17　60代，男性

診断：左肺上葉腺癌（結節・腫瘤影，スコア22，レベル1）

　左上肺野の胸壁と接する部位に大きさ約1cmの淡い結節影を認める（**図55→**）。かなり注意深く観察しないと見落とす陰影である。AI解析ではわずかに結節・腫瘤影としてスコア22の低値（レベル1）を検出した。スコアが低値のため，かなり見極めの難しい陰影であるが，胸部CTで悪性腫瘍を疑い，胸腔鏡手術を行い左上葉肺癌と診断された（**図55**）。

胸部X線

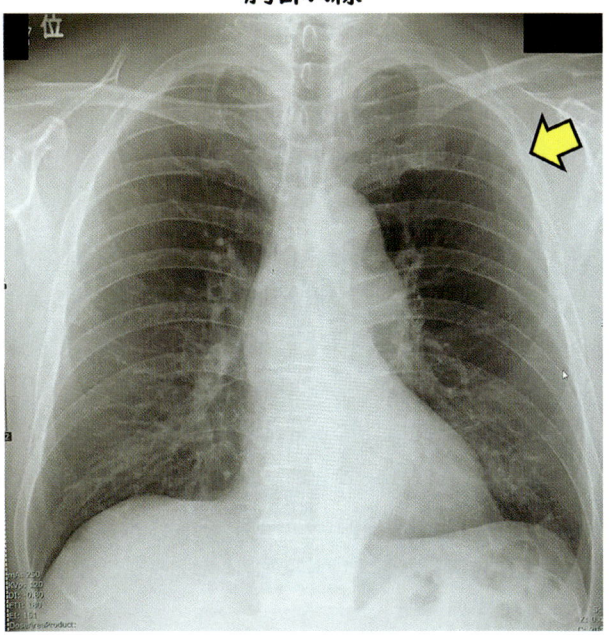

左上肺野の淡い小結節影

AI解析　　**胸部CT**　**PET**

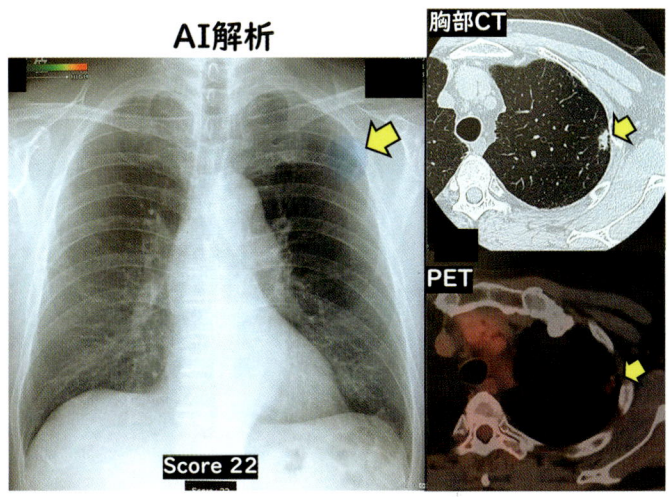

Score 22

左上肺野にわずかな結節・腫瘤影（青色）を検出　　　左肺上葉腺癌

図55 胸部X線，AI解析（スコア22），胸部CT，PET所見

AI解析において経過観察が有用であった肺癌症例

症例18　70代，男性

診断：右肺下葉腺癌（結節・腫瘤影，スコア23，レベル1 ⇒　スコア87，レベル5）

　2023年12月に右中肺野の肺門部に索状陰影を認めた（図56→）。血管との鑑別が難しい陰影である。AI解析ではわずかな結節・腫瘤影としてスコア23の低値（レベル1）を検出した（図56）。まず，経過観察の方針となり，5カ月後に再度胸部X線を撮影すると，同部位の陰影は増大し，大きさ約2cmの結節影として認め（図57→），AI解析でも結節・腫瘤影としてスコア87の高値（レベル5）を検出した。胸腔鏡手術で右下葉肺癌と診断された（図57）。

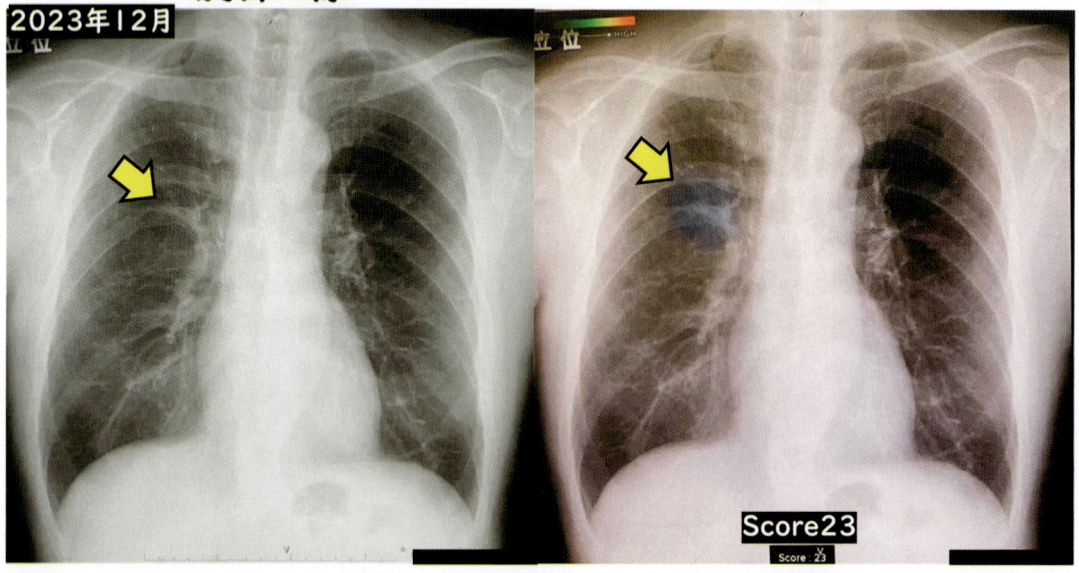

胸部X線　　　　　　　　　AI解析

右中肺野肺門近くの索状影　　　右中肺野の浸潤影（青色）を検出

図56 ▶ 胸部X線，AI解析（スコア23）

胸部X線

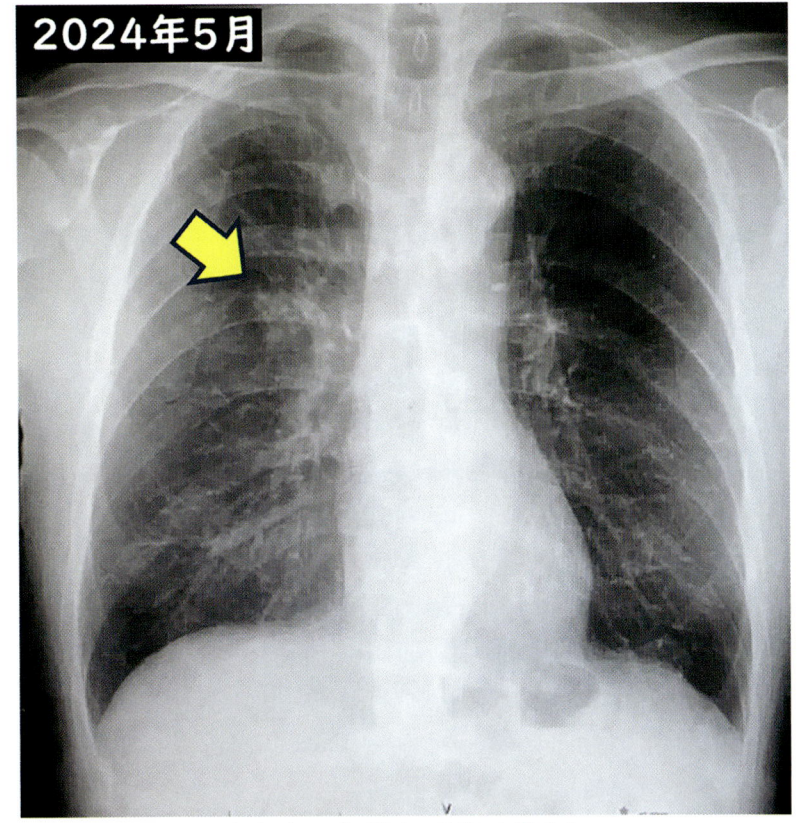

2024年5月

右中肺野肺門側の陰影は増大し，
結節影として認める

AI解析　胸部CT

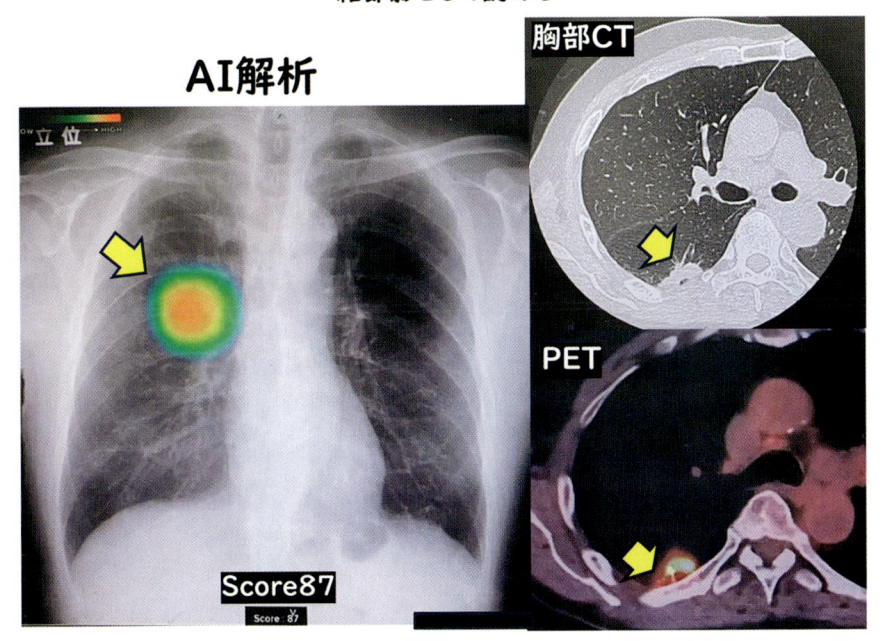

PET

Score87

右中肺野に結節・腫瘍影（赤色）を検出　　　右肺下葉腺癌

図57 ▶ 胸部X線，AI解析（スコア87），胸部CT，PET所見

症例19　50代，男性

診断：左肺上葉腺癌（結節・腫瘤影，スコア60，レベル4　⇒　スコア83，レベル5）

　2023年4月の検診で左上肺野に淡い小結節影を認め（**図58**→），AI解析では結節・腫瘤影としてスコア60の中等値（レベル1）を検出した（**図58**）。肋骨と重なるため，指摘するのは難しい陰影である。経過観察の方針となり，1年後の2024年4月の検診で同部位の陰影は増大し，大きさ約2 cmの結節影として認め（**図59**→），AI解析でも結節・腫瘤影としてスコアは上昇して83の高値（レベル5）を検出した。気管支鏡検査で左上葉肺癌と診断された（**図59**）。

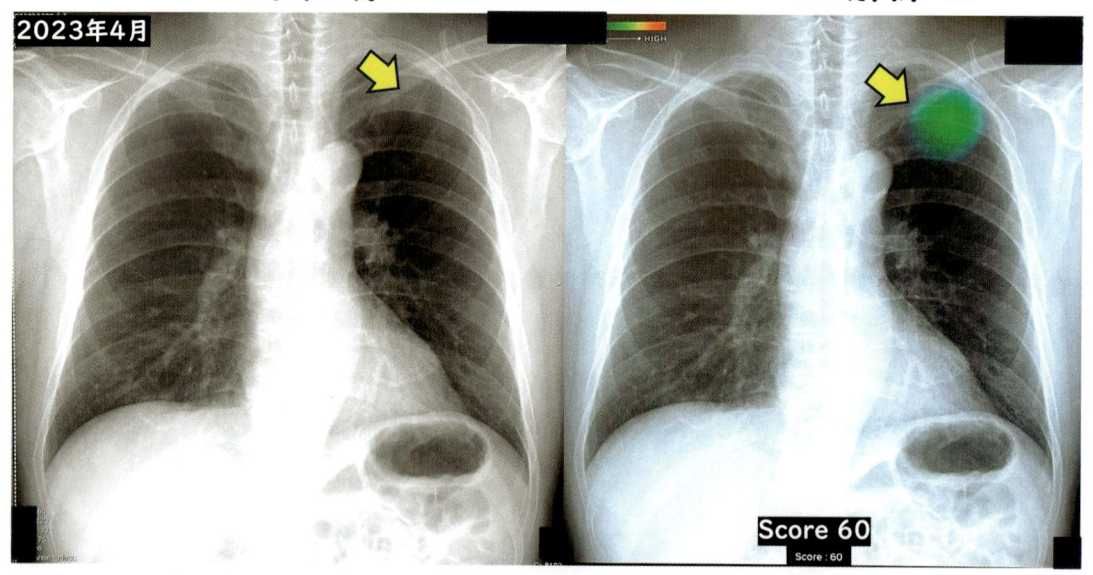

胸部X線　　　　　　　　　　　　　　　AI解析

2023年4月

Score 60

左上肺野に小結節影　　　　　　　　右上肺野に結節・腫瘤影を検出（緑色）

図58　胸部X線，AI解析（スコア60）

胸部X線

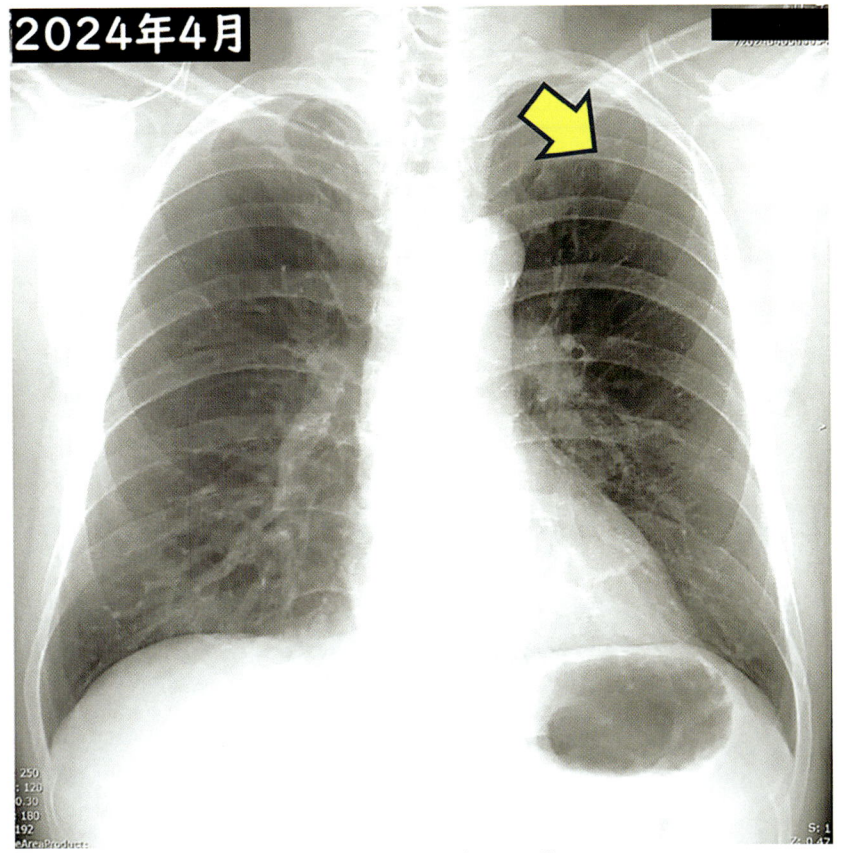

2024年4月

左上肺野に小結節影は増大

AI解析

胸部CT

PET

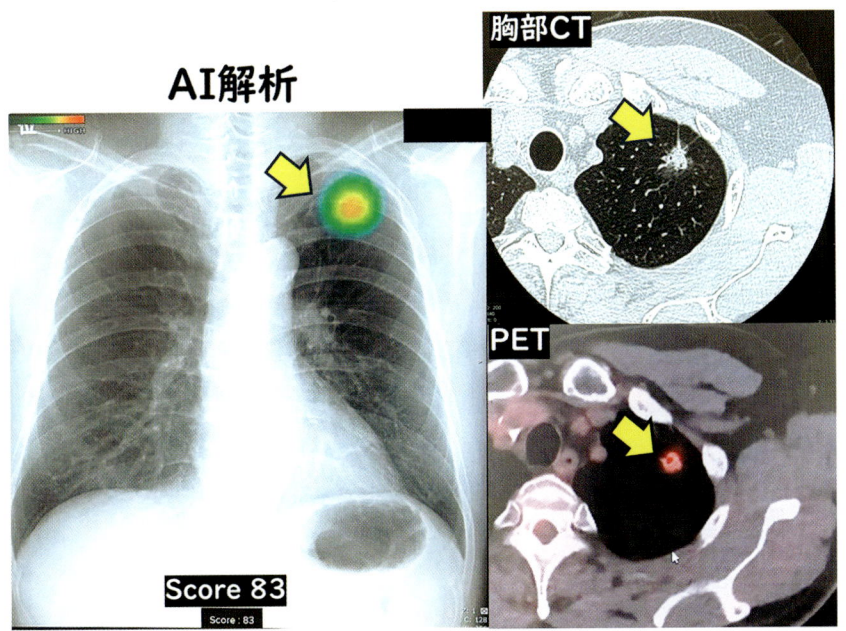

Score 83

左上肺野に結節・腫瘤影（赤色）を検出　　　左肺上葉腺癌

図59 ▶ 胸部X線，AI解析（スコア83），胸部CT，PET所見

症例20　70代，男性

診断：右肺中葉腺癌（結節・腫瘤影，スコア31，レベル2　⇒　スコア97，レベル5）

　左肺上葉切除後の経過観察中，2023年12月の胸部X線で右中肺野に淡い小結節影を認め（**図60→**），AI解析では同部位に結節・腫瘤影としてスコア31の低値（レベル2）を検出した。また，左肺上葉切除後の横隔膜挙上に対してもわずかな浸潤影（スコア不明）を検出した（**図60**）。経過観察の方針となり，5カ月後の2024年5月の胸部X線で同部位の陰影は増大し，大きさ約2cmの結節影として認め（**図61→**），AI解析でも結節・腫瘤影としてスコアは上昇して97の高値（レベル5）を検出した。胸腔鏡手術で右中葉肺癌と診断された（**図61**）。

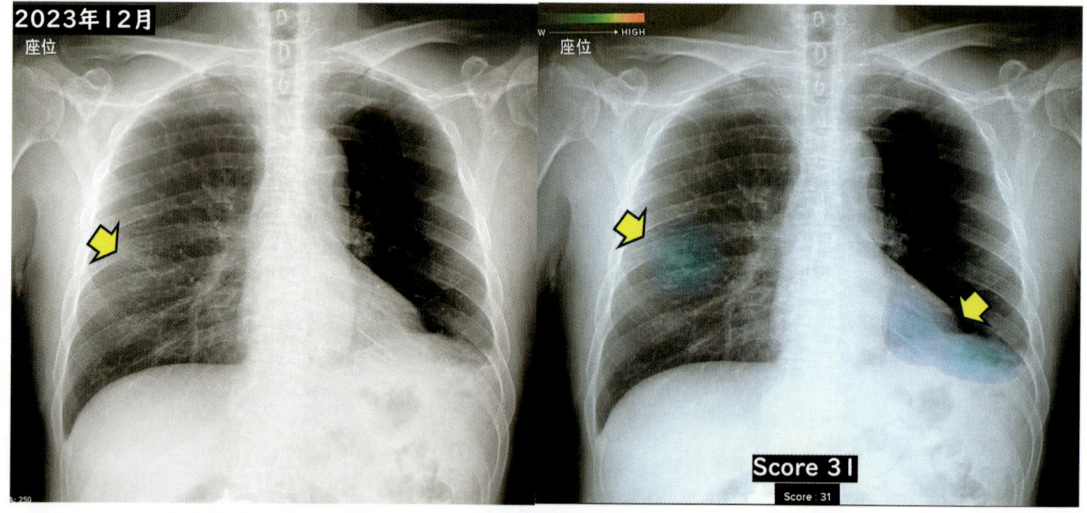

胸部X線　　　　　　　　　　　　　　AI解析

右中肺野に淡い小結節　　　　　　右中肺野と左下肺野に浸潤影（青色）を検出

図60▶ 胸部X線，AI解析（スコア31）

胸部X線

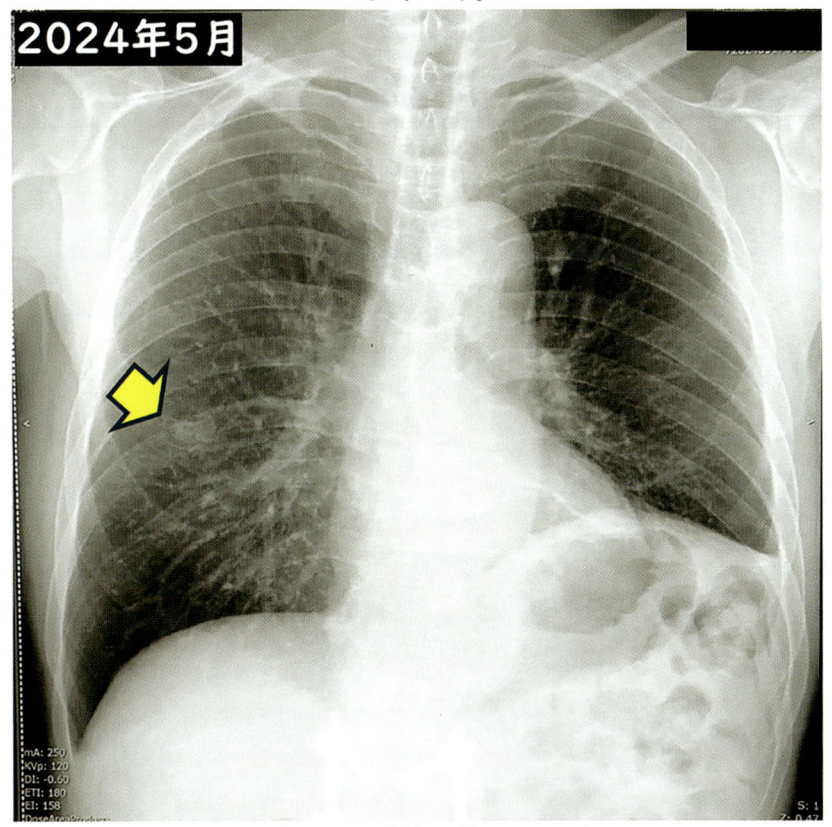

右中肺野の小結節は増大し，明瞭化

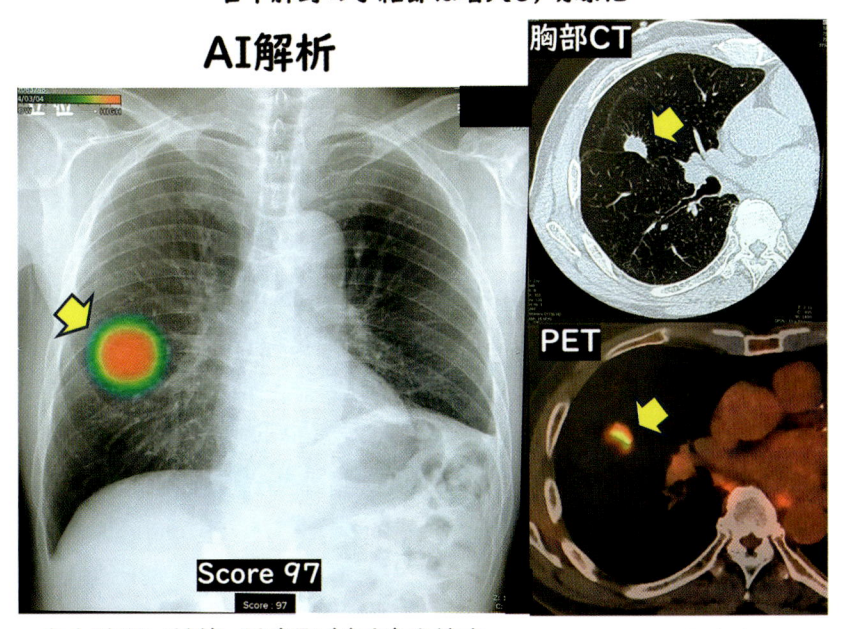

右中肺野に結節・腫瘤影（赤色）を検出

右肺中葉腺癌

図61 ▶ 胸部X線，AI解析（スコア97），胸部CT，PET所見

症例21　60代，男性

診断：右肺下葉腺癌（結節・腫瘤影，スコア64，レベル4⇒　スコア47，レベル3）

　2023年9月の胸部X線で，右下肺野の心臓と重なる部位に約2cmの結節を認める（**図62**→）。注意深くみないと見落とすが，AI解析では同部位に結節・腫瘤影としてスコア64の中等値（レベル4）を検出した（**図62**）。経過観察の方針となり，1年1カ月後の2024年11月の胸部X線で同部位の陰影は増大し，大きさ約3cmの結節影として認めたが（**図63**→），AI解析では結節・腫瘤影としてのスコアはむしろ低下して47の中等値（レベル3）を検出した。AIは肺門部の陰影に対して弱いこともあり，増大傾向の腫瘍であることを重視して気管支鏡検査をしたところ右下葉肺癌と診断された（**図63**）。2023年9月の時点で精査すべき症例である。

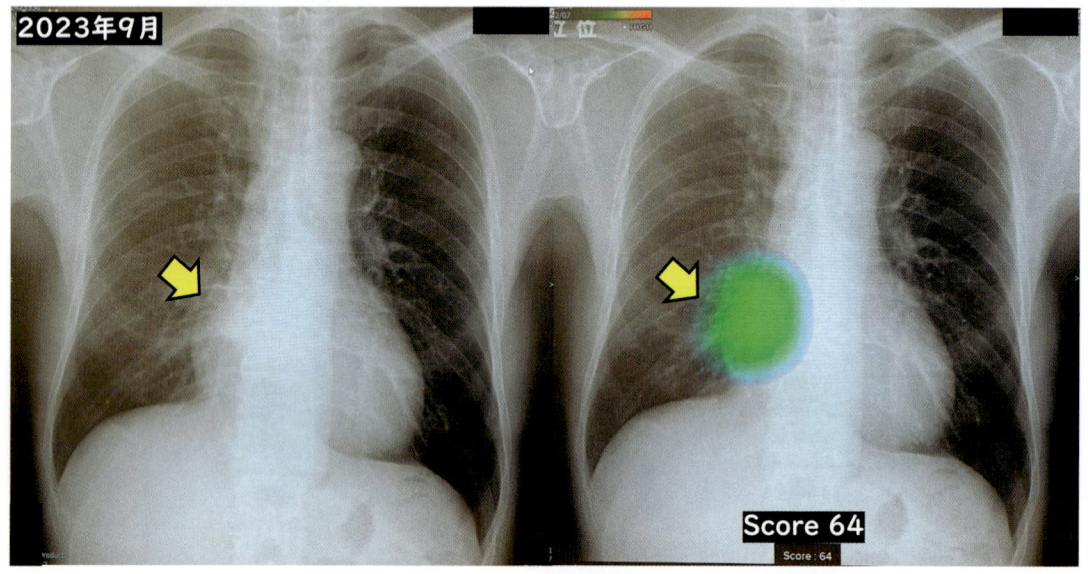

右下肺野の心陰影と重なる結節影　　　　**右下肺野に結節・腫瘤影（緑〜黄色）を検出**

図62　胸部X線，AI解析（スコア64）

胸部X線

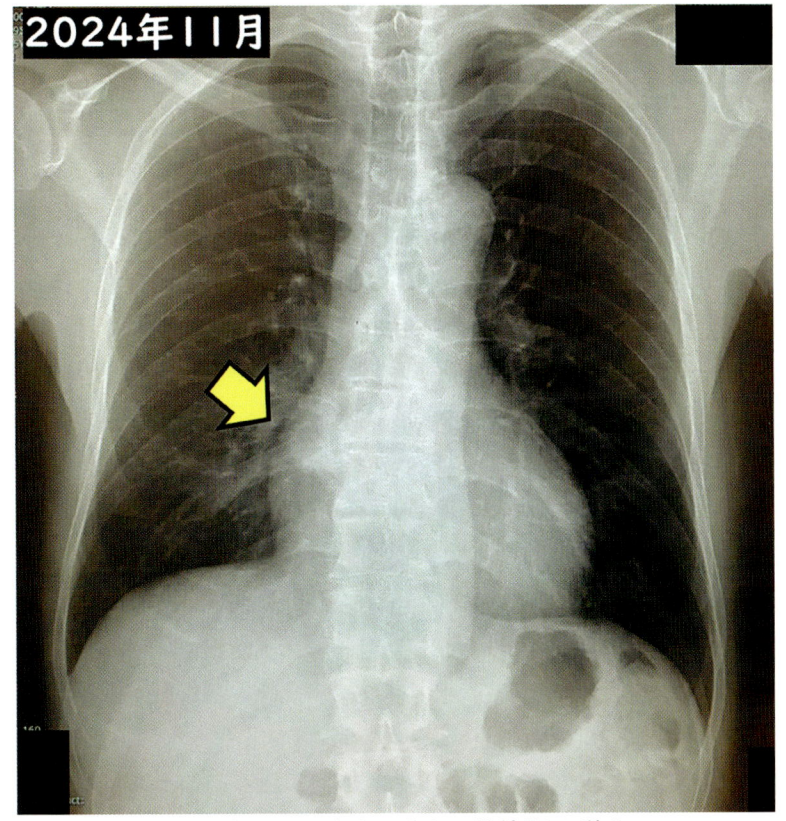

2024年11月

右下肺野の心陰影と重なる結節影は増大

AI解析

胸部CT

PET

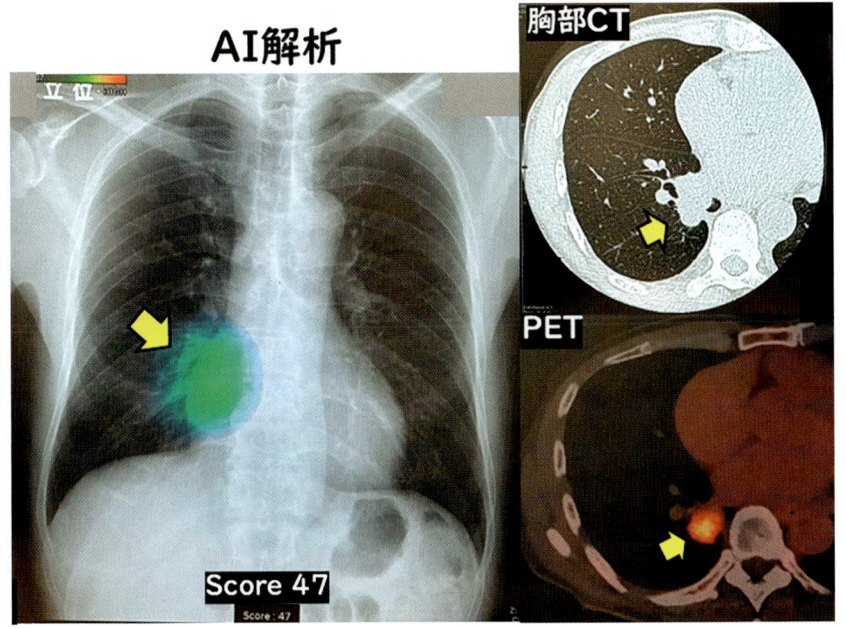

Score 47

右下肺野に結節・腫瘤影（緑色）
を検出するが、スコアは低下している

右肺下葉腺癌

図63 ▶ 胸部X線，AI解析（スコア47），胸部CT，PET所見

多発陰影で鑑別診断が難しいが，AI解析が有用であった症例

症例22　70代，男性

診断：両側多発肺腺癌（結節・腫瘤影，スコア91，レベル5）

右下肺野と左上肺野に結節影を認める（**図64**→）。右側の結節影の読影は容易であるが，左側の結節は肺門部の血管と重なり，かなり難しい。AI解析では両側の同部位に結節・腫瘤影として右側がスコア91の高値（レベル5）を検出した。左側のスコアは不明であるが，赤色で高値と考えられる（**図64**）。胸部CTとPET検査で悪性を強く疑い，気管支鏡検査で両側同時多発の肺腺癌と診断された。

胸部X線

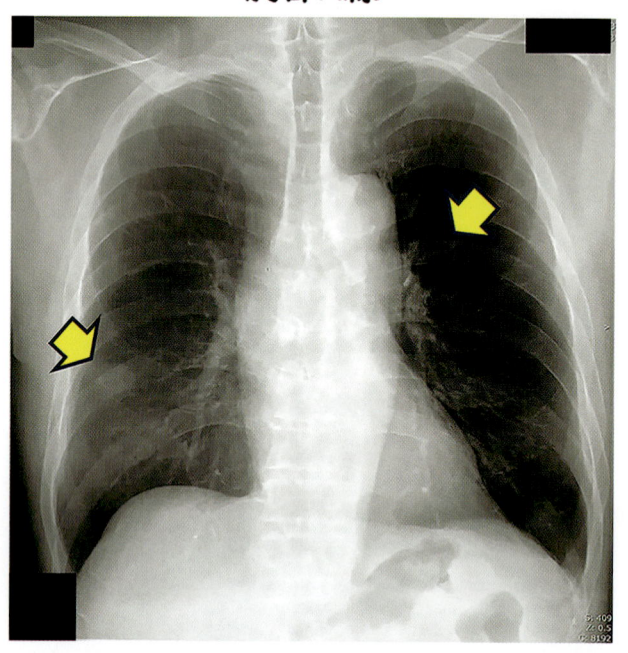

右下肺野と左上肺野に結節影

AI解析

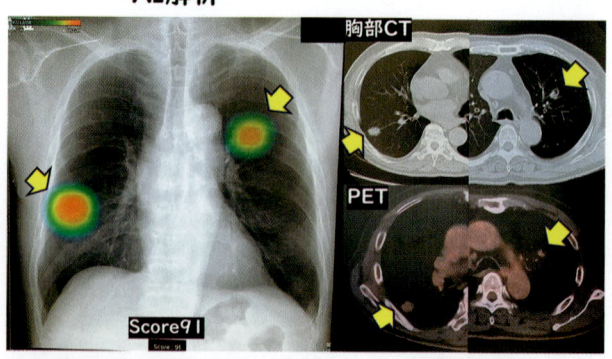

右下肺野に結節・腫瘤影（赤色）左上肺野　　両側多発肺腺癌
に結節・腫瘤影（赤色）を検出

図64 ▶ 胸部X線，AI解析（スコア91），胸部CT，PET所見

症例23 70代，男性

診断：両側多発肺腺癌（結節・腫瘤影，スコア91，レベル5）

右上肺野と左中肺野に結節影を認める（**図65**→）。両側ともに読影は比較的容易である。AI解析では両側の同部位に結節・腫瘤影として左側はスコア91の高値（レベル5）で悪性を強く疑った。右側のスコアは不明であるが，胸部CTで肺癌を強く疑い，気管支鏡検査で両側同時多発の肺腺癌と診断された。

胸部X線

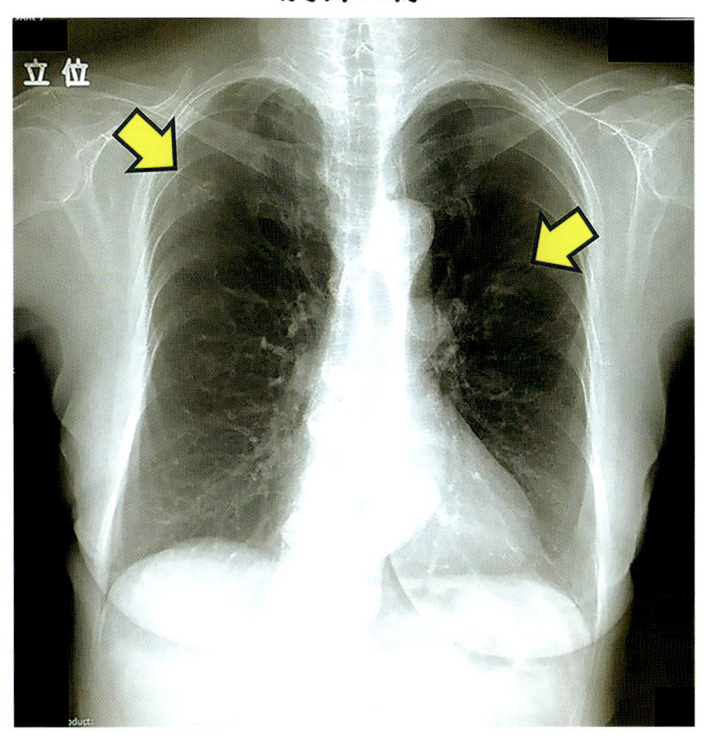

右上肺野と左中肺野に淡い結節影

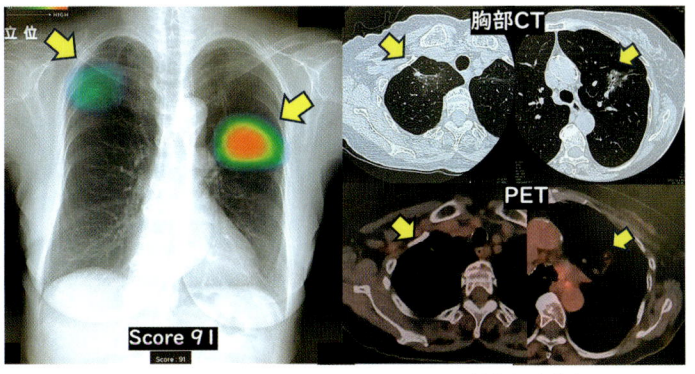

右上肺野に結節・腫瘤影（緑色），
左中肺野に結節腫瘤影（赤色）を検出

両側多発肺腺癌

図65 胸部X線，AI解析（スコア91），胸部CT，PET所見

症例 24　80代，男性

診断：右肺下葉扁平上皮癌，間質性肺炎合併（浸潤影，スコア97，レベル5）

　両側下肺野にびまん性の網状影が存在し（図66→），右側は縦隔側に腫瘤影を認める（図66▷）。AI解析では両側下肺野の広いエリアに浸潤影として左側がスコア97の高値（レベル5）を検出した。右側も赤色でスコア高値と考えられる（図66）。胸部CTとPET検査で間質性肺炎に合併した右肺癌を強く疑い，気管支鏡検査で右肺扁平上皮癌と診断された。

胸部X線

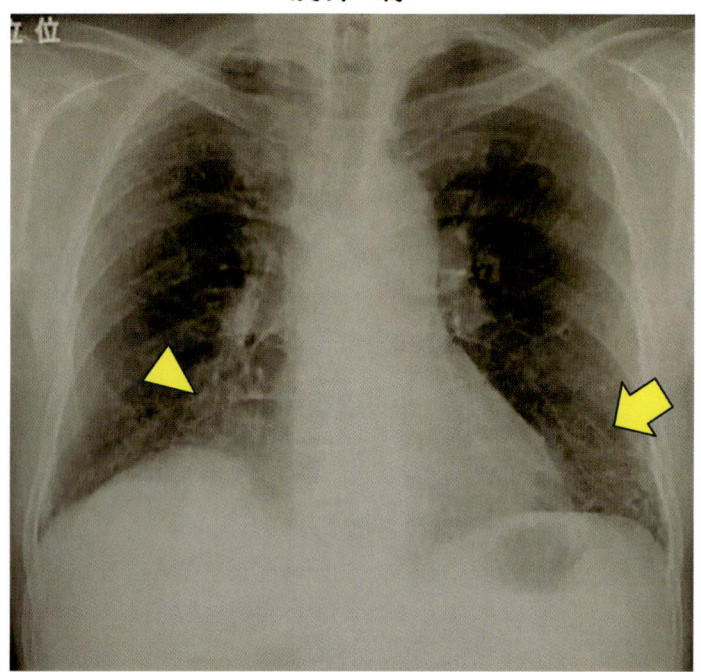

右下肺野の腫瘤影と左下肺野の網状影

AI解析

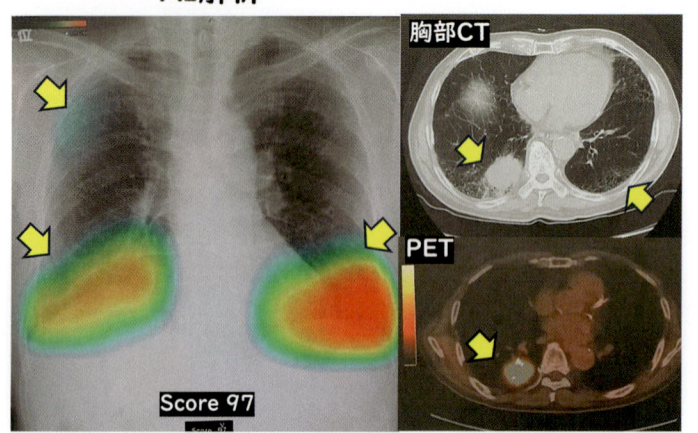

左下肺野の浸潤影（赤色）と右下肺野の浸潤影（黄～赤色）右上肺野の浸潤影（青色）の3カ所を検出

右肺下葉扁平上皮癌
（間質性肺炎合併）

図66 ▶ 胸部X線，AI解析（スコア97），胸部CT，PET所見

症例25　70代，男性

診断：両側多発肺腺癌（結節・腫瘤影，スコア81，レベル5）

　右上肺野と下肺野に淡い小結節影を認める（**図67**→）。下肺野の陰影は血管と重なり読影が難しい。AI解析ではそれぞれ結節・腫瘤影，浸潤影として右上肺野がスコア81の高値（レベル5）を検出した（下肺野は黄色で中等値）（**図67**）。胸部CTでは左側にもAIが検出できなかったすりガラス陰影（pure GGO）を認め（**図67**?），胸腔鏡手術で両側上葉肺癌と診断された。右下葉の小結節は1cm以下のため未診断のまま経過観察とした。

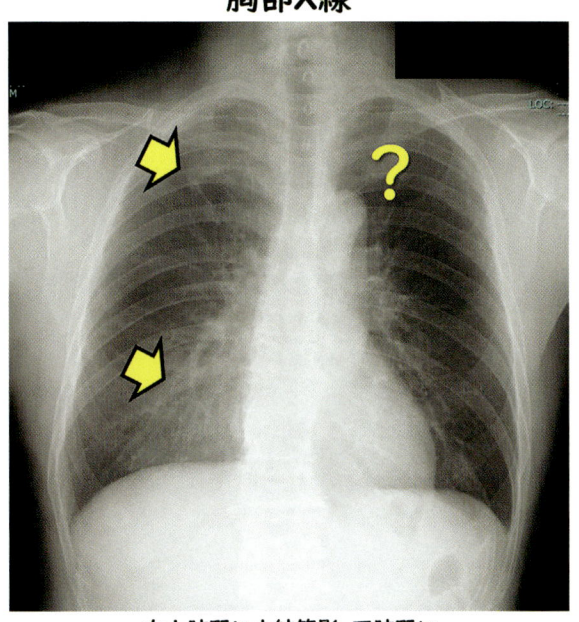

胸部X線

右上肺野に小結節影，下肺野に
浸潤影を認める

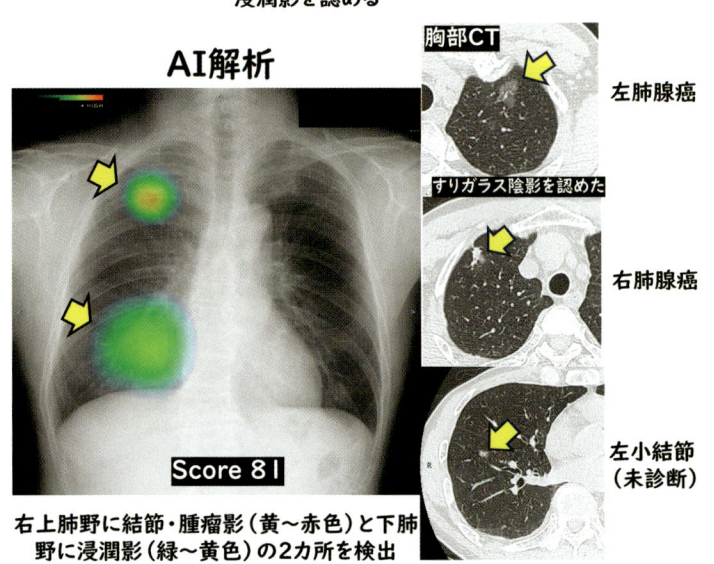

AI解析

Score 81

右上肺野に結節・腫瘤影（黄～赤色）と下肺
野に浸潤影（緑～黄色）の2カ所を検出

胸部CT
すりガラス陰影を認めた
左肺腺癌
右肺腺癌
左小結節
（未診断）

図67 胸部X線，AI解析（スコア81），胸部CT

症例26　70代，男性

診断：左上葉肺腺癌，間質性肺炎合併（浸潤影，スコア65，レベル4）

　左上肺野の小結節影と左下肺野の網状影を認める（図68→）。上肺野の結節影は淡く見落としやすい。AI解析では左上肺野は結節・腫瘤影（スコア不明），下肺野は浸潤影としてスコア65の中等値（レベル4）を検出した（図68）。胸部CTとPET検査では左上葉の結節は悪性を，下肺野の陰影は間質性肺炎を疑った。胸腔鏡手術で左上葉肺癌と診断された。

胸部X線

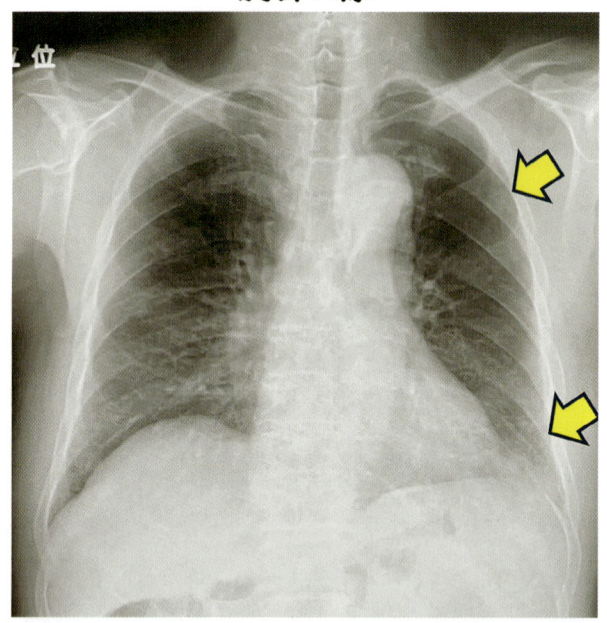

左上肺野の小結節影と下肺野の網状影

AI解析

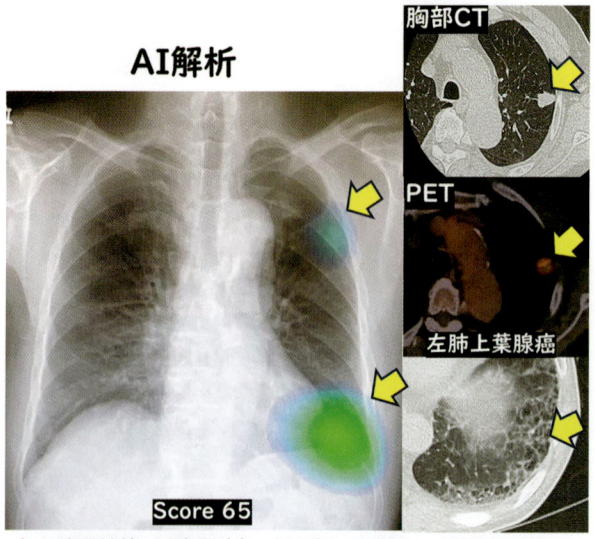

左上肺野結節・腫瘤影（青〜緑色）と下肺野　　間質性肺炎
の浸潤影（緑〜黄色）の2カ所を検出

図68 ▶ 胸部X線，AI解析（スコア65），胸部CT，PET所見

症例27　80代，女性

診断：右多発肺腺癌（結節・腫瘤影，スコア23，レベル1）

　右上肺野縦隔側の小結節影と右肺門部腫大を認める（**図69**→）。右上肺野の結節の読影は難しい。AI解析では右上肺野は検出できず，肺門部はわずかな結節・腫瘤影としてスコア23の低値（レベル1）を検出した（**図69**）。胸部CT，PETでは両陰影ともに悪性を強く疑い，気管支鏡検査で右同時多発の肺腺癌と診断された。

胸部X線　　　　　　AI解析

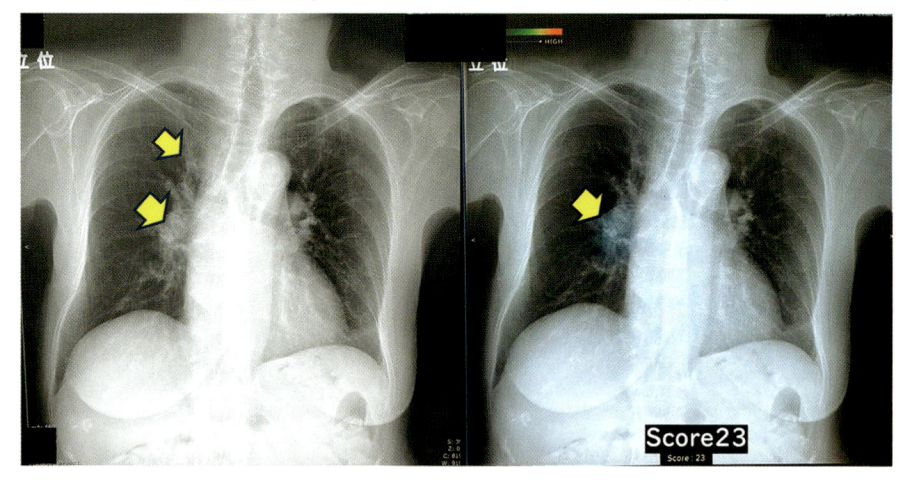

右上肺野縦隔側と右肺門部の結節影　　**右肺門部野にわずかな結節・腫瘤影（青色）を検出**

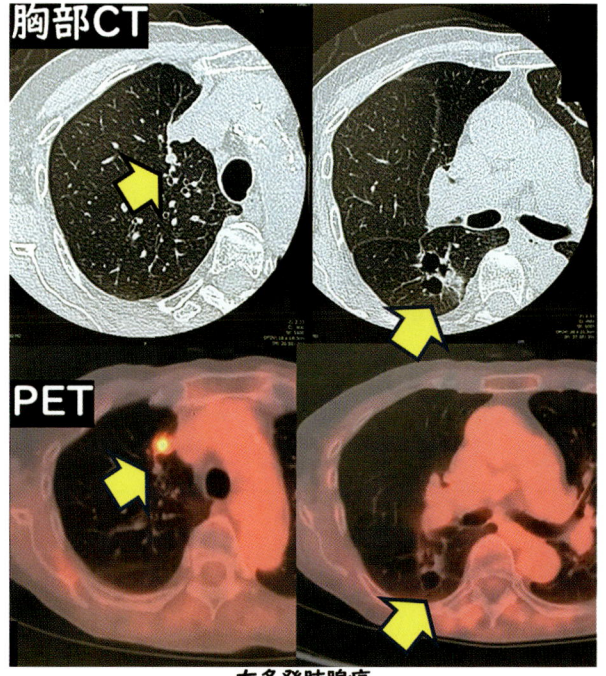

右多発肺腺癌

図69 胸部X線，AI解析（スコア23），胸部CT，PET所見

症例28　80代，女性

診断：両側多発肺腺癌（結節・腫瘤影，スコア69，レベル4）

　右下肺野の横隔膜と重なる部位に小結節影，左上肺野に浸潤影を認める（**図70→**）。右下肺野の結節の読影は難しい。AI解析では右下肺野は結節・腫瘤影としてスコア69の中等値（レベル3）を，左上肺野は浸潤影（緑色，スコア不明）を検出した（**図70**）。胸部CT，PETでは両陰影ともに悪性を強く疑い，気管支鏡検査で両側同時多発の肺腺癌と診断された。

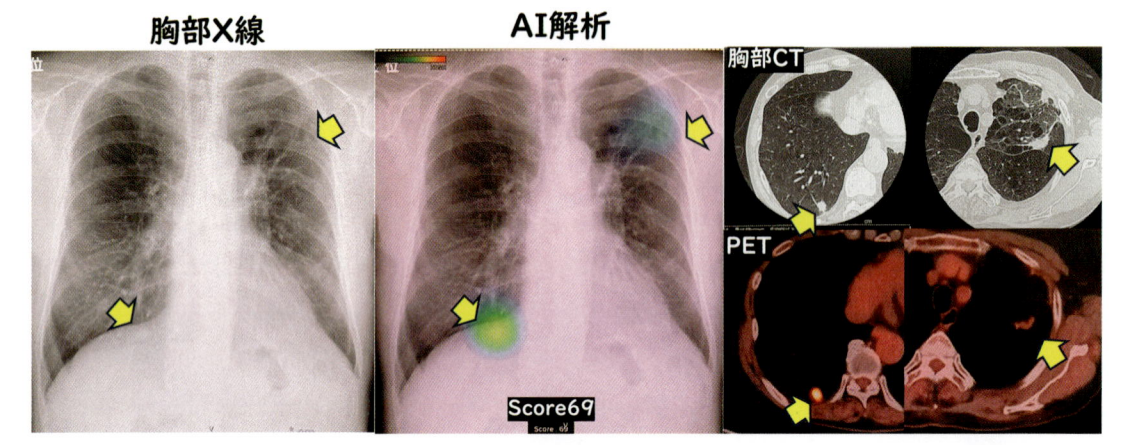

胸部X線　　　**AI解析**　　　胸部CT　　　PET

右下肺野横隔膜と重なる結節陰影と
左上肺野の浸潤影

右下肺野に結節・腫瘤影（黄色）
左上肺野に浸潤影（緑色）を検出

両側多発肺腺癌

図70 ▶ 胸部X線，AI解析（スコア69），胸部CT，PET所見

AI解析の悩ましいポイント　多発陰影のAIスコア

　胸部X線で多発の陰影を認めた場合に，富士フイルムメディカル株式会社のCXR-AIDの現行システムではAIスコアが高値の方の異常所見1カ所のみしか表示されない。代表して明示するというコンセプトかもしれないが，肺には多彩な病変があり，腫瘍のみならず炎症などの良性病変も含めて総合的な判断が必要である。したがって，多発の陰影に対してAIスコアが対応できるように早急に改良をしていただきたい。

　後に検診症例で提示するが，両側肺のぼたん雪状の多発結節を認めた症例では，AIスコアは両肺野すべてが赤色で表示され，スコアは94の高値（レベル5）と表示している（**図127**）。

胸部X線では指摘できるが，AI解析では検出できなかった肺癌症例（偽陰性例）

症例29　60代，女性

診断：右肺下葉腺癌（スコアLow，レベル1）

　右肺門部に大きさ約2cmの結節を認める（**図71**→）。肺門と重なり読影は難しいが，熟練していれば異常所見として判断できるであろう。しかしながら，AI解析では肺門部の結節は検出できず，スコアLow（レベル1）であった（**図71**）。胸部CT，PETでは悪性を強く疑い，気管支鏡検査で右下葉肺癌と診断された。

胸部X線

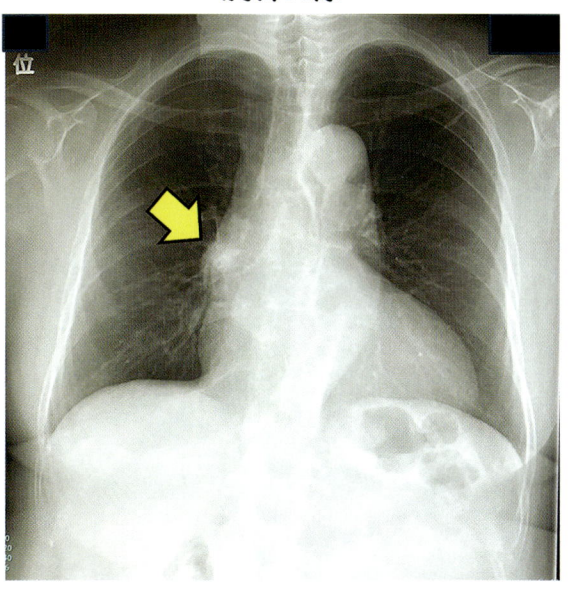

右肺門部に結節影を認める

AI解析

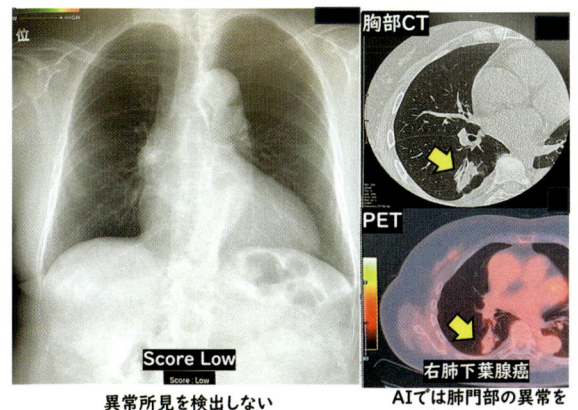

異常所見を検出しない

AIでは肺門部の異常を
指摘するのは難しい

図71 胸部X線，AI解析（スコアLow），胸部CT，PET所見

症例30 80代，女性

診断：右肺下葉腺癌（スコアLow，レベル1）

　右下肺野の横隔膜と重なる部位に大きさ約1.5 cmの小結節影を認める（**図72**→）。横隔膜と重なりかなり入念にみないと読影は難しい。AI解析では右下肺野の結節は検出できず，スコアLow（レベル1）を示した（**図72**）。胸部CT検査では悪性を強く疑い，胸腔鏡手術で右下葉肺癌と診断された。

胸部X線

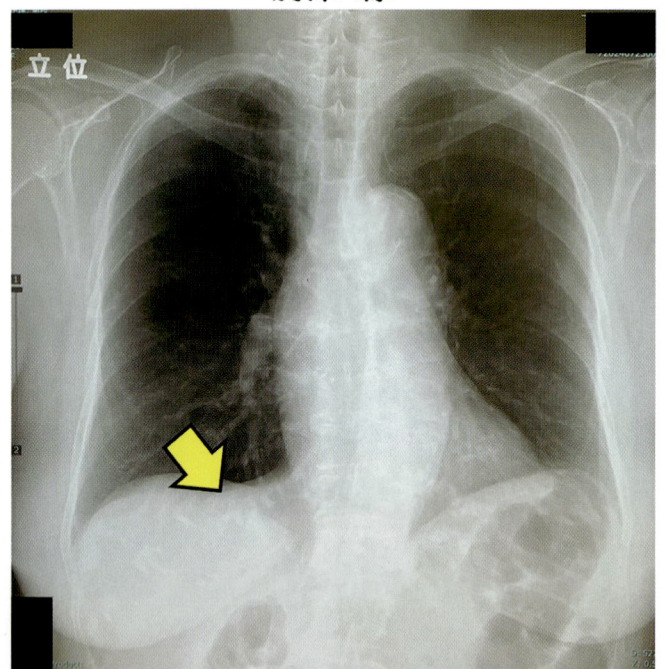

右横隔膜との重なりに不整結節を認める

AI解析

胸部CT（横断像）

胸部CT（冠状断）

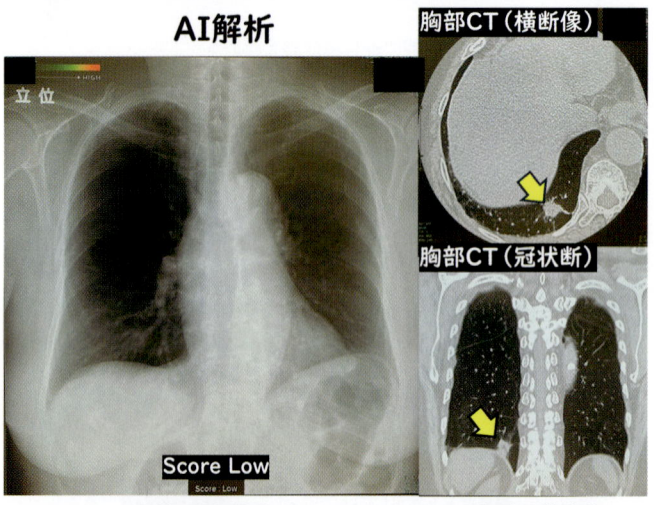

異常所見を検出しない　　　右肺下葉腺癌

図72 胸部X線，AI解析（スコアLow），胸部CT所見

症例31　70代，男性

診断：右肺上葉腺癌（結節・腫瘤影，スコア19，レベル1）

　右上肺野の肺門近傍に大きさ約2cmの索状の結節影を認める（**図73**→）。血管影との鑑別を要する。AI解析では右上肺野の結節は検出できず（スコアLow，レベル1），左下肺野の心陰影との重なりに結節・腫瘤影でスコア19の低値（レベル1）を検出した（**図73**▷）。胸部CT検査では左下葉に異常所見はなく，右上葉の腫瘍は悪性を強く疑った。気管支鏡検査で右上葉肺癌と診断された。AIは線状影，索状影の検出がしばしば弱い。

胸部X線

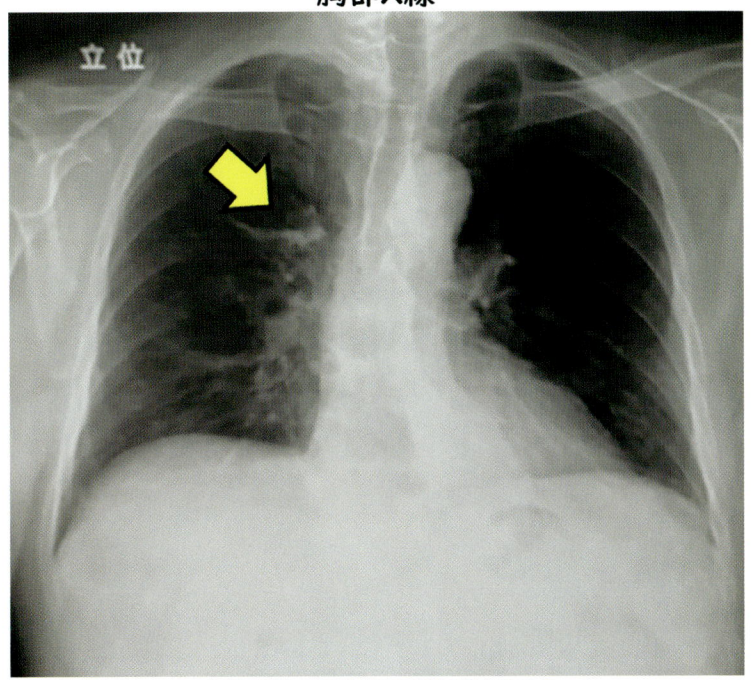

右横隔膜との重なりに不整結節を認める

AI解析

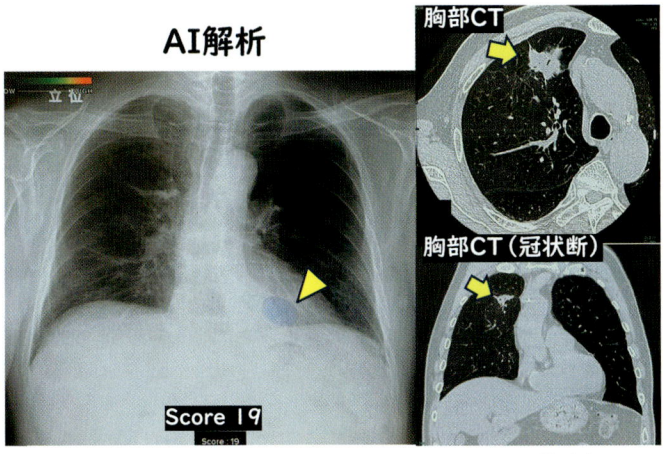

左下肺野にわずかな浸潤影（青色）を検出
右上肺野には異常所見を検出しない

右肺上葉腺癌

図73　胸部X線，AI解析（スコア19），胸部CT所見

症例32　70代，女性

診断：左肺下葉腺癌（結節・腫瘤影，スコア25，レベル1）

　右上肺野の第一肋骨頭と重なる部位（**図74**▷）と左下肺野の心陰影の外側（**図74**→）にそれぞれ大きさ約1.5 cmの小結節影を認める。AI解析では右上肺野のみ結節・腫瘤影として，スコア25（レベル1）を示し，左下肺野は異常を検出しなかった（**図74**）。胸部CT，PETでは右上葉には異常は認めず，左下葉の結節は悪性を強く疑い，気管支鏡検査で左下葉肺癌と診断された。

胸部X線

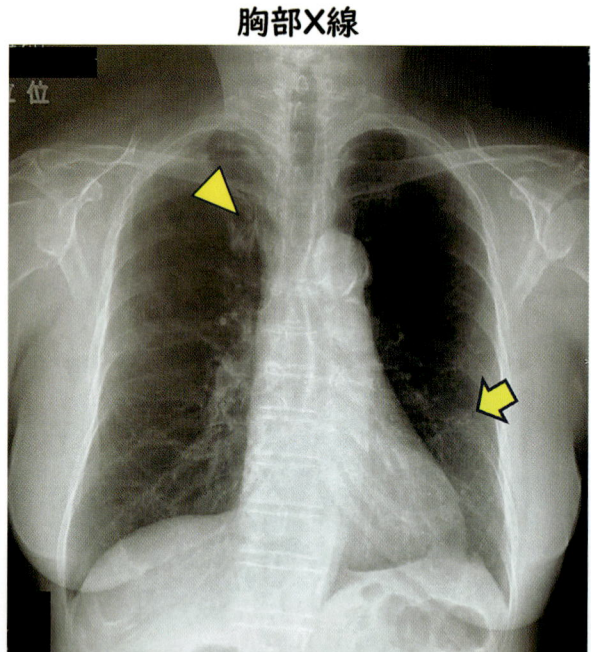

右上肺野と左下肺野に結節影

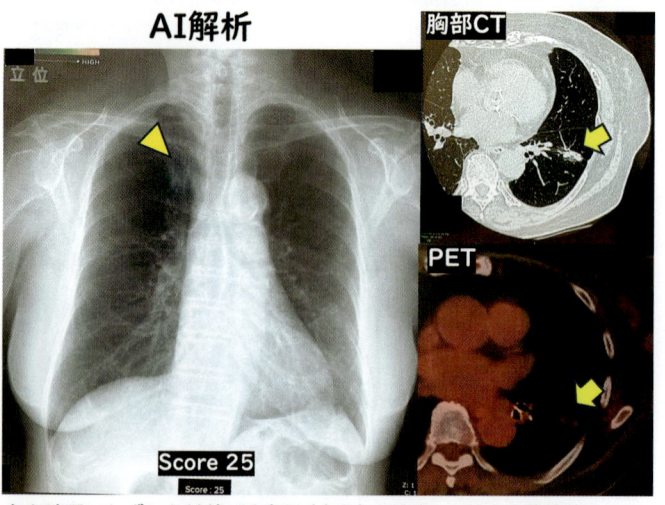

右上肺野にわずかな結節・腫瘤影（青色）を検出　　左肺下葉腺癌

図74▷　胸部X線，AI解析（スコア25），胸部CT，PET所見

胸部X線でも認めず，AI解析でも検出不能の肺癌症例（胸部X線での限界症例）

症例33　70代，男性

診断：左肺上葉腺癌（浸潤影，スコア48，レベル3）

　偶然発見された肺癌である。胸部X線では明らかな異常は認めなかったが，AI解析では右下肺野と左肺門に浸潤影として，スコア48の中等値（レベル3）を検出した（**図75→**）。胸部CTによる精査で右中葉に炎症性と考えられる陰影と左上葉の大動脈弓の前方に大きさ約1cmの小結節を認め悪性を強く疑い，胸腔鏡手術で左上葉肺癌と診断された。本結節は大動脈弓部と重なる陰影で検出できなかった（**図75?**）。

胸部X線

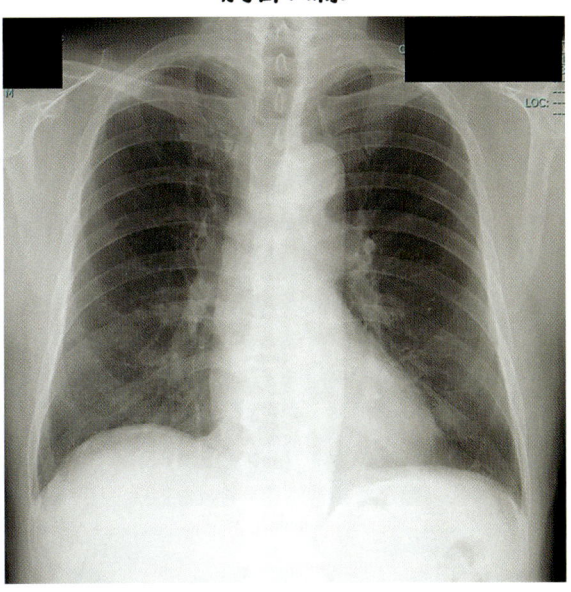

明かな異常は認められない

AI解析　　**胸部CT**

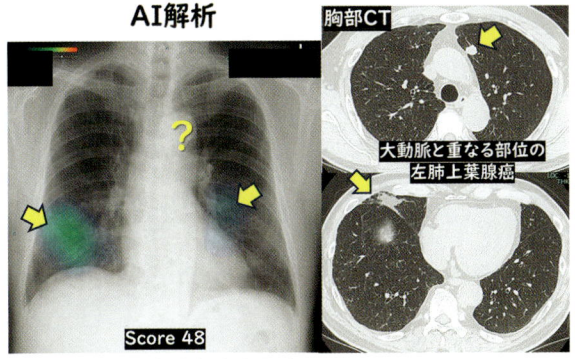

Score 48

右下肺野に浸潤影（緑色），左肺門下部に　　　右中葉炎症性腫瘤疑い
浸潤影（緑〜青色）を検出

大動脈と重なる部位の
左肺上葉腺癌

図75 ▶ 胸部X線，AI解析（スコア48），胸部CT所見

症例34　70代，男性

診断：右肺上葉腺癌（スコアLow，レベル1）

　胸部X線では明らかな異常は認めず，AI解析でも異常を検出しなかった（**図76**？）。人間ドックの胸部CTで右肺上葉に淡いすりガラス陰影（part Solid）を認め（**図76**→），悪性を強く疑い，胸腔鏡手術で右上葉肺癌と診断された。すりガラス陰影はAIで検出が難しい。

胸部X線

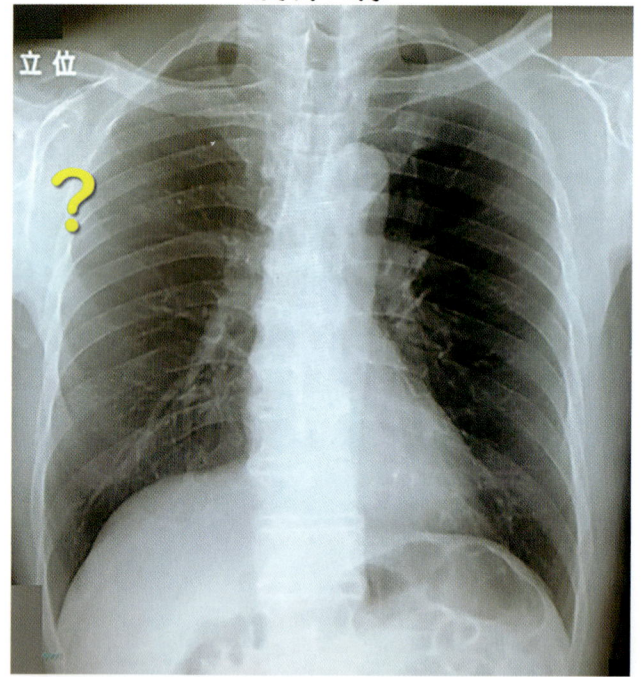

明かな異常は認められない

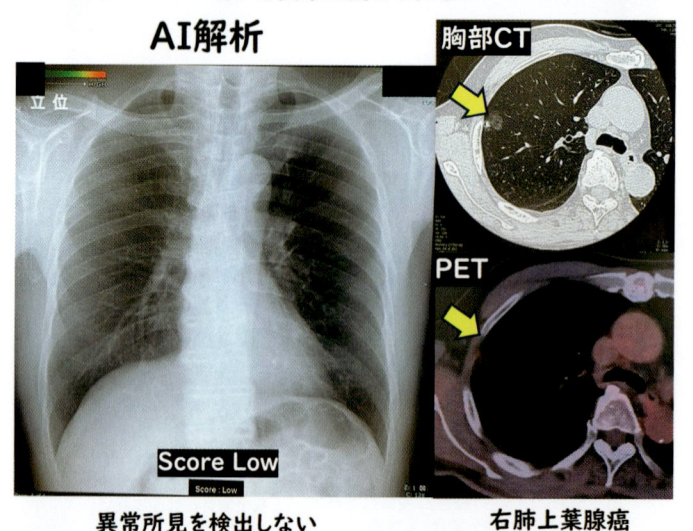

異常所見を検出しない　　　右肺上葉腺癌

図76 ▶ 胸部X線，AI解析（スコアLow），胸部CT，PET所見

症例35　70代，男性

診断：左肺下葉腺癌，間質性肺炎合併（浸潤影，スコア94，レベル5）

　胸部X線では明らかな異常は認めないが（**図77**?），AI解析では両下肺野に浸潤影としてスコア94の高値（レベル5）を検出した（**図77**→）。胸部CTで同部位には間質性肺炎を認め，さらに右下葉S6の部位に大きさ約2.5cmの不正結節を認めた。この陰影のみ悪性を強く疑い，気管支鏡検査で左下葉肺癌と診断された。大動脈，肺門と重なる陰影で，AIは検出できなかった。

胸部X線

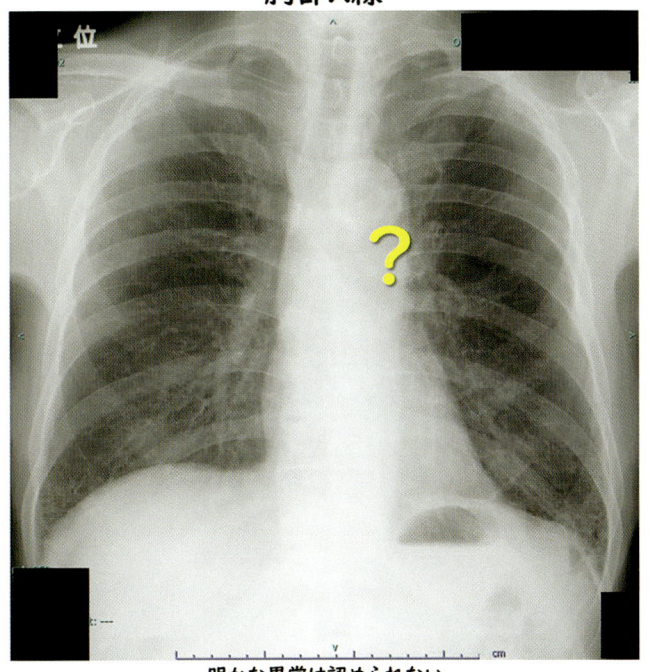

明かな異常は認められない

AI解析

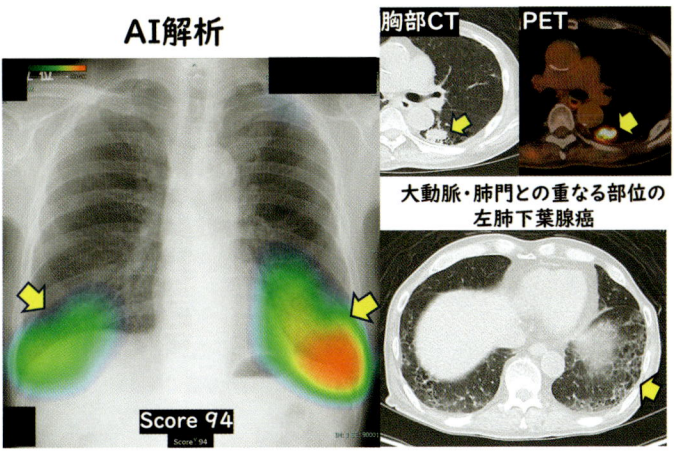

右下肺野（緑～黄色），左下肺野（赤色）
の2カ所を浸潤影を検出

大動脈・肺門との重なる部位の
左肺下葉腺癌

両下肺野に間質性肺炎あり
明らかな腫瘤陰影はなし

図77 ▶ 胸部X線，AI解析（スコア94），胸部CT，PET所見

症例36　70代，男性

診断：左肺上葉腺癌（スコアLow，レベル1）

　胸部X線では明らかな異常は認めず，AI解析でも異常を検出しなかった（**図78**？）。人間ドックの胸部CTで左肺上葉に大きさ1 cm以下の小結節を認めた（**図78**→）。悪性を疑い，胸腔鏡手術で左上葉肺癌と診断された。1 cm以下の腫瘍で，AIは検出できなかった。

胸部X線

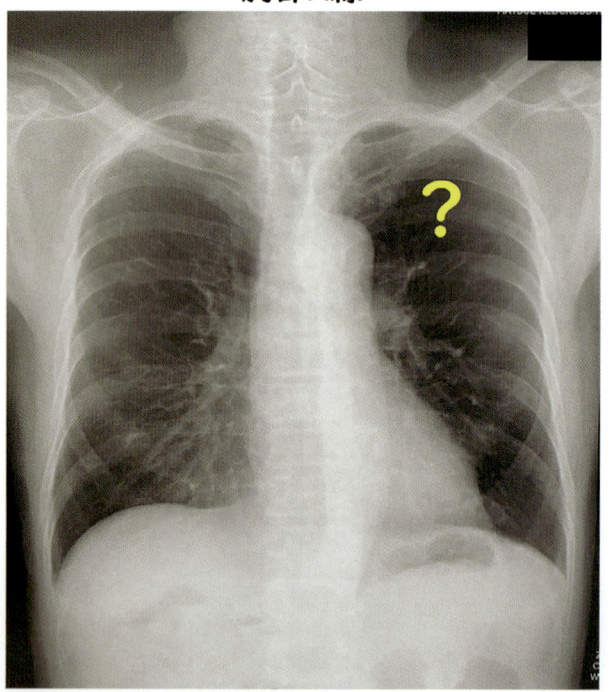

明かな異常は認められない

AI解析

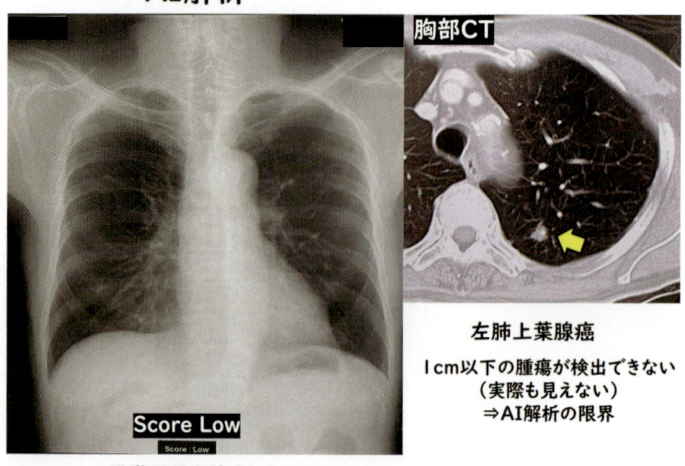

異常所見を検出しない

左肺上葉腺癌

1 cm以下の腫瘍が検出できない
（実際も見えない）
⇒AI解析の限界

図78 胸部X線，AI解析（スコアLow），胸部CT所見

症例37　50代，男性

診断：左肺上葉腺癌（結節・腫瘤影，スコア72，レベル4）

　検診におけるやぶにらみ発見（指摘以外の部位での発見）の肺癌である。左下肺野に小結節を認め（**図79**→），AI解析で結節・腫瘤影としてスコア72を検出した（**図79**）。胸部CTで同部位には異常はなく，AIは乳頭を異常所見として検出したと考えられる。しかし，偶然ながら，左肺上葉の大動脈弓と重なる部位に大きさ約1.5 cmの不正結節を認めた（**図79**？）。本陰影は悪性を疑い，胸腔鏡手術で左上葉肺癌と診断された。症例33とほぼ同じパターンである。

胸部X線

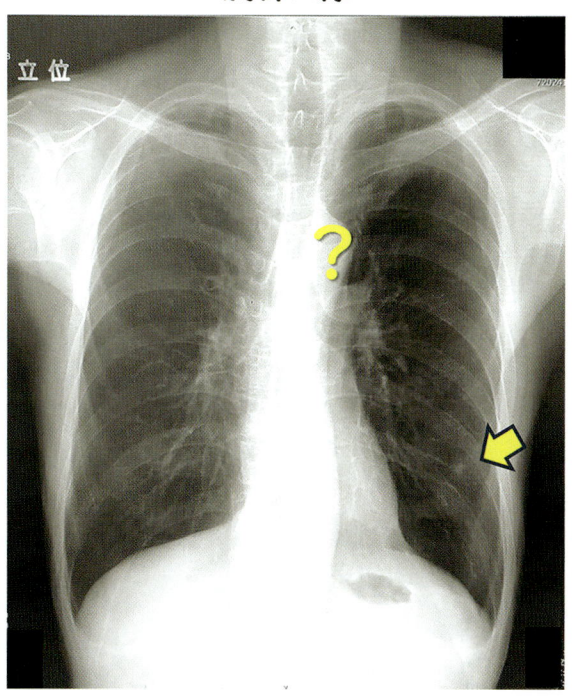

左下肺野に乳頭陰影認める

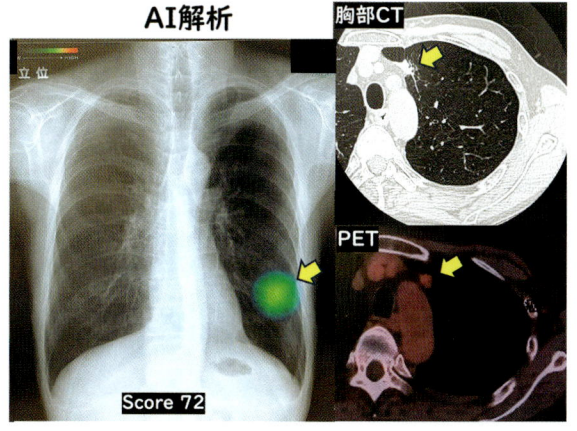

左下肺野に結節・腫瘤影（黄色）を検出　　　大動脈弓と重なる部位の左肺上葉肺腺癌

図79 ▶ 胸部X線，AI解析（スコア72），胸部CT，PET所見

症例38　70代，女性

診断：右肺下葉腺癌（スコアLow，レベル1）

　胸部X線では明らかな異常は認めず（図80?），AI解析でも異常を検出しなかった（図80）。しかし，息切れのため胸部CTを撮影したところ，右肺下葉に大きさ約10 cmの肺囊胞とその背側に大きさ1 cm以下の小結節を認めた（図80→）。胸腔鏡手術で囊胞切除と肺部分切除を行い，右下葉肺癌と診断された。1 cm以下の腫瘍で，AIは検出できなかった。

胸部X線

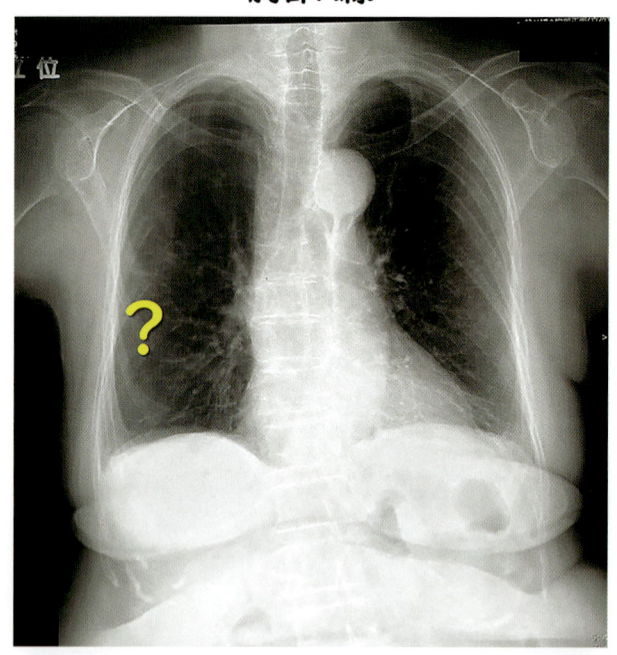

明かな異常は認められない

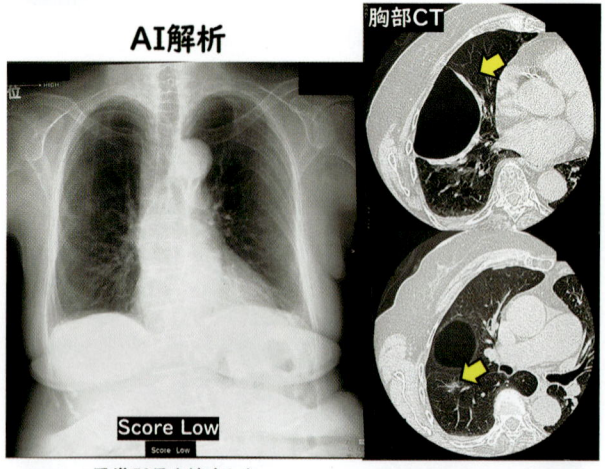

異常所見を検出しない

右下葉に巨大肺囊胞と
右肺下葉腺癌を認める

図80 ▶ 胸部X線，AI解析（スコアLow），胸部CT所見

症例39 60代，女性

診断：左肺上葉腺癌（スコアLow，レベル1）

　胸部X線では明らかな異常は認めず（**図81**？），AI解析でも異常を検出しなかった（**図81**）。喘息加療中の胸部CTで左肺上葉に大きさ1cm以下の小結節を認め（**図81**→），悪性を疑った。胸腔鏡手術で左上葉肺癌と診断された。1cm以下の腫瘍で，AIは検出できなかった。

胸部X線

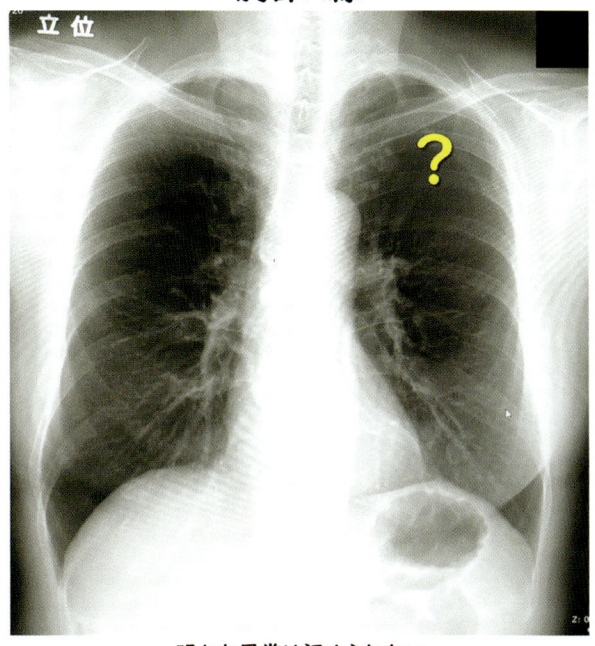

明かな異常は認められない

AI解析

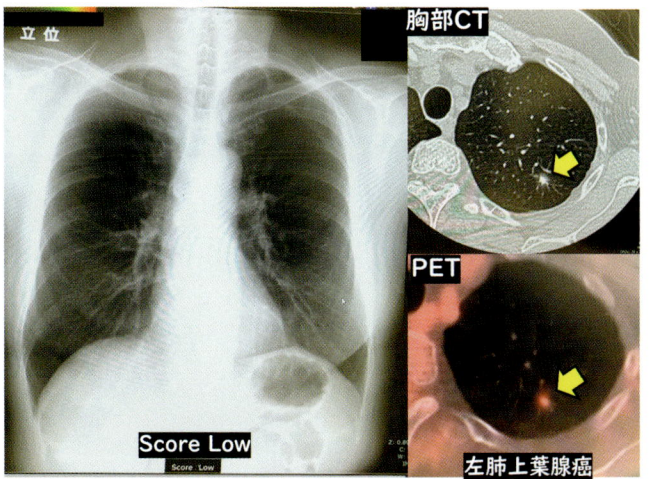

異常所見を検出しない

1cm以下の小型腫瘍
⇒AI解析の限界

図81 ▶ 胸部X線，AI解析（スコアLow），胸部CT，PET所見

症例40　80代，女性

診断：右肺下葉腺癌（スコアLow，レベル1）

　胸部X線では明らかな異常は認めず，AI解析でも異常を検出しなかった（**図82**？）。他科での術前の胸部CT検査で右肺下葉に大きさ1cm以下の小結節を認め，悪性を疑った。胸腔鏡手術で右下葉肺癌と診断された。1cm以下の腫瘍で，AIは検出できなかった。

胸部X線

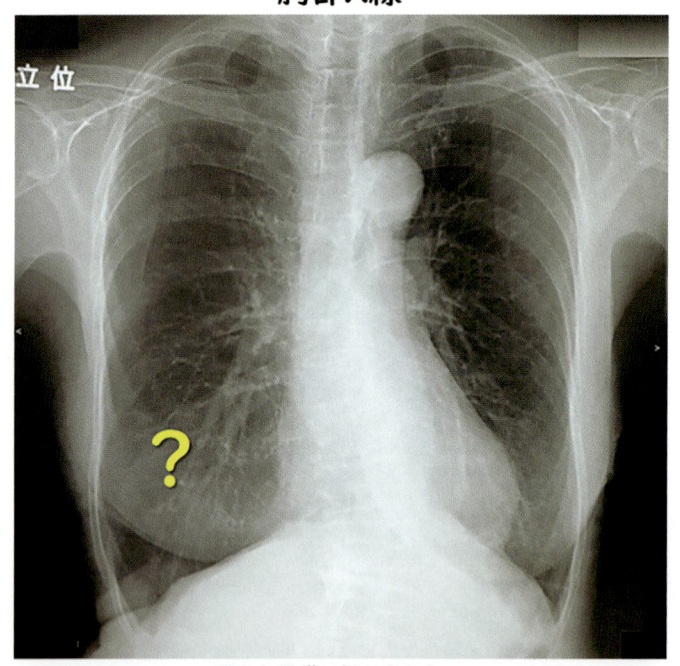

明かな異常は認められない

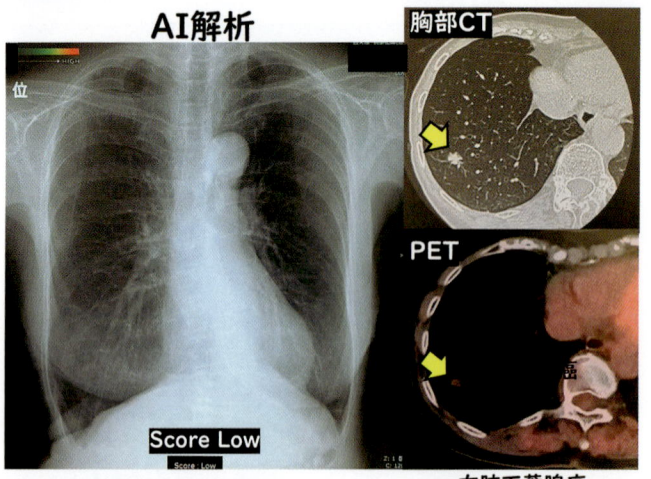

図82 胸部X線，AI解析（スコアLow），胸部CT，PET所見

症例41　70代，女性

診断：右肺下葉腺癌（スコアLow，レベル1）

　胸部X線では右肺門部が気になるが，明らかな異常とはいえず，AI解析でも異常を検出しなかった（**図83**？）。他科の診療で胸部CTを撮影したところ，右肺下葉に大きさ約3cmの腫瘤を認めた（**図83**→）。気管支鏡検査で右下葉肺癌と診断された。やはり胸部X線で異常を指摘すべきであり，AI解析の結果をみて安心してしまった反省症例である。

胸部X線

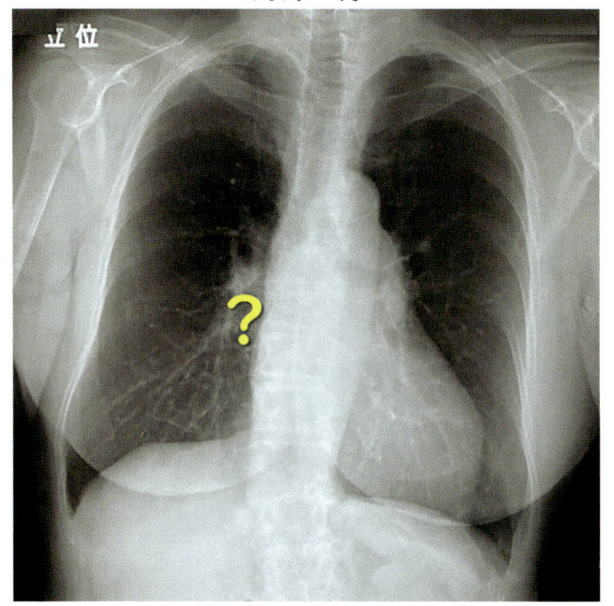

明かな異常は認められない

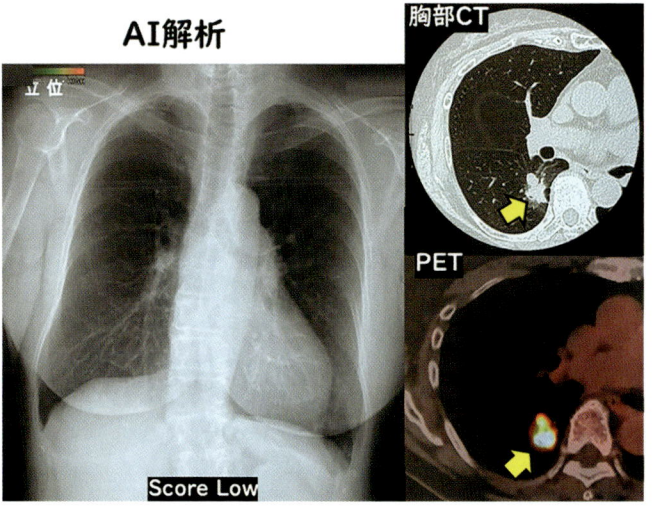

異常所見を検出しない

右肺門と重なる部位の
右肺下葉腺癌

図83 胸部X線，AI解析（スコアLow），胸部CT，PET所見

症例42　70代，男性

診断：右肺下葉腺癌（スコアLow，レベル1）

　胸部X線では明らかな異常は認めず，AI解析でも異常を検出しなかった（**図84**？）。人間ドックの胸部CTで右肺下葉に大きさ1cm以下の小結節を認め（**図84➡**），悪性を疑った。胸腔鏡手術で右下葉肺癌と診断された。1cm以下の腫瘍で，AIは検出できなかった。

胸部X線

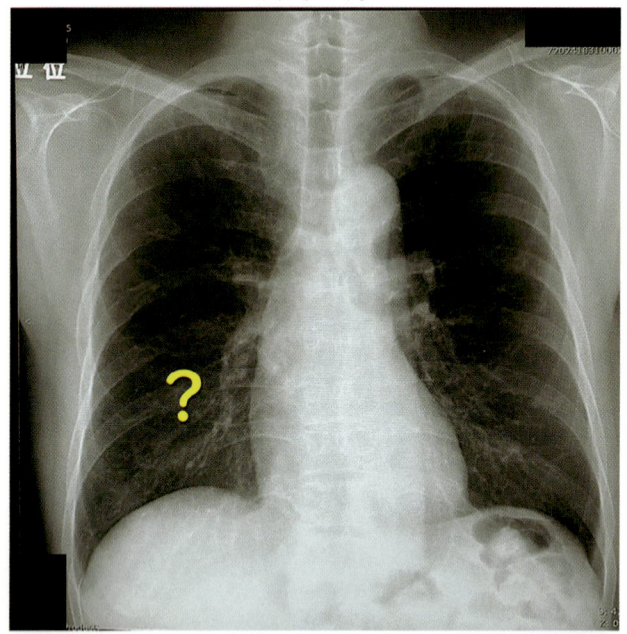

明かな異常は認められない

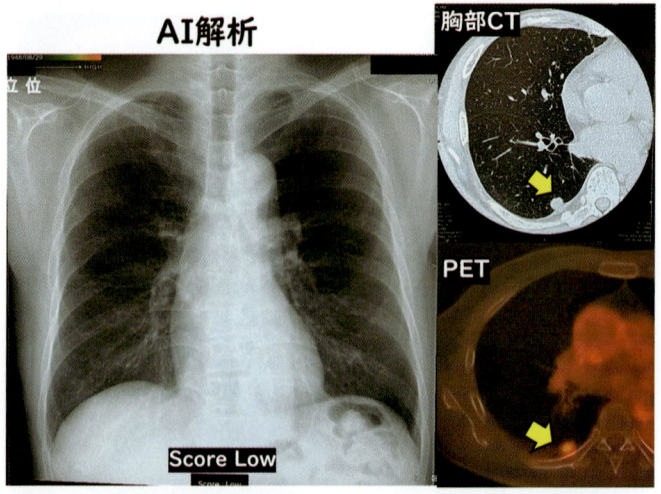

AI解析

異常所見を検出しない

胸部CT

PET

右肺下葉腺癌
1cm以下の小型腫瘍
⇒AI解析の限界

図84　胸部X線，AI解析（スコアLow），胸部CT，PET所見

症例43　80代，女性

診断：左肺下葉腺癌（スコアLow，レベル1）

　検診で左中肺野の異常を指摘されたが，当院の胸部X線では明らかな異常は認めず，AI解析でも異常を検出しなかった（**図85?**）。念のため胸部CTを撮影したところ，左肺下葉の心臓と重なる位置に大きさ約1cmの小結節を認め（**図85→**），悪性を疑った。胸腔鏡手術で左下葉肺癌と診断された。症例37と同じく検診でのやぶにらみ症例であるが，腫瘍が小さく，心陰影と重なりAIでは検出できなかった。

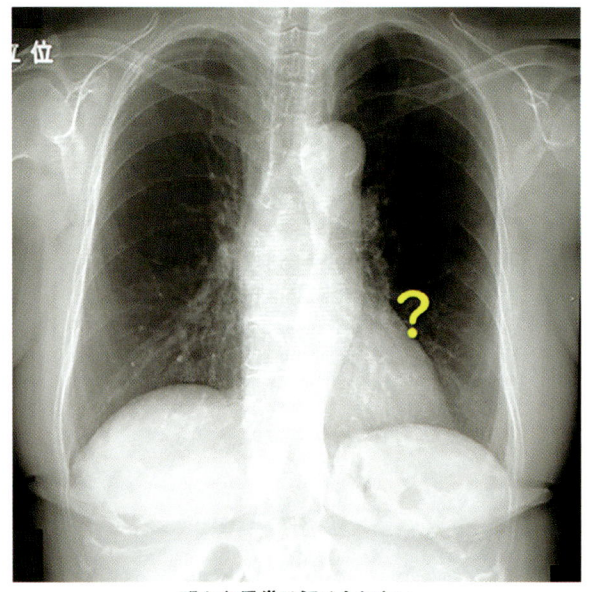

胸部X線

明かな異常は認められない

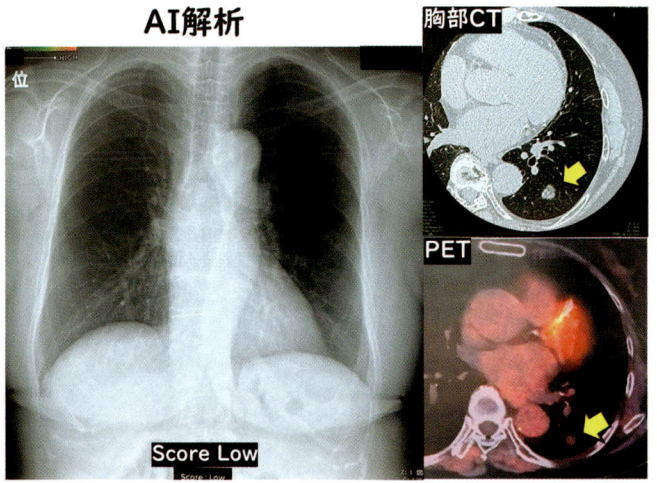

AI解析

異常所見を検出しない

心陰影と重なる
左肺下葉腺癌

図85 胸部X線，AI解析（スコアLow），胸部CT，PET所見

症例44　70代，女性

診断：右肺上葉腺癌（結節・腫瘤影，スコア22，レベル1）

　胸部X線では明らかな異常は認めなかったが（**図86**？），AI解析では左肺門部のみわずかな結節・腫瘤影でスコア22の低値（レベル1）で検出した（**図86**→）。胸部CTではこの左肺門部は異常を認めず，右肺上葉縦隔側に大きさ約1.5 cmの結節を認め，悪性を疑った。胸腔鏡手術で右上葉肺癌と診断された。上縦隔に重なる腫瘍であり，AIは検出できなかった。

胸部X線

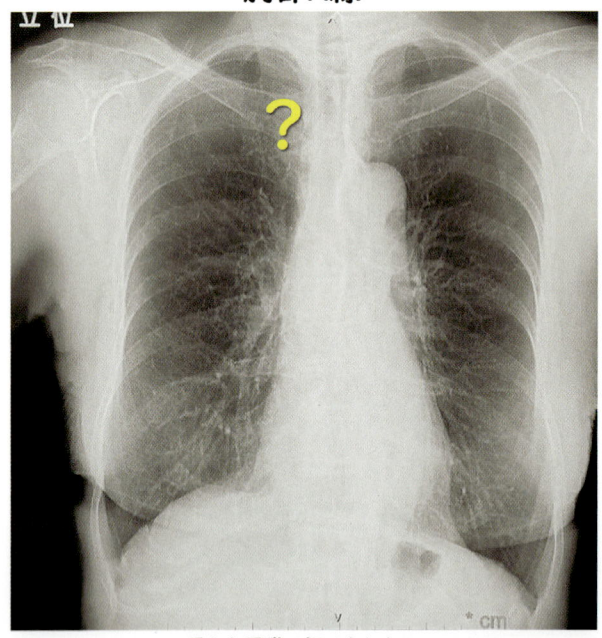

明かな異常は認められない

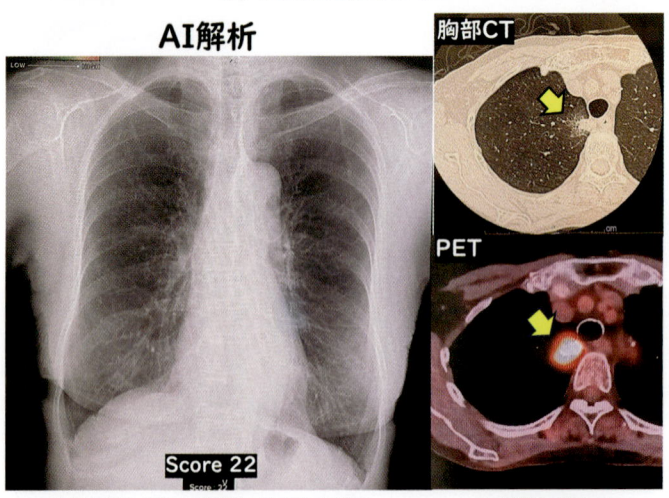

左肺門部に淡い結節影（青色）を検出

上縦隔と重なる
右肺上葉腺癌

図86　胸部X線，AI解析（スコア22），胸部CT，PET所見

症例45 70代，男性

診断：右肺中葉腺癌（スコアLow，レベル1）

　胸部X線では明らかな異常は認めず，AI解析でも異常を検出しなかった（**図87?**）。他科での胸部CT精査で右肺中葉に大きさ1cm以下の小結節を認め（**図87→**），悪性を疑った。胸腔鏡手術で右肺中葉肺癌と診断された。1cm以下の腫瘍であり，AIは検出できなかった。

胸部X線

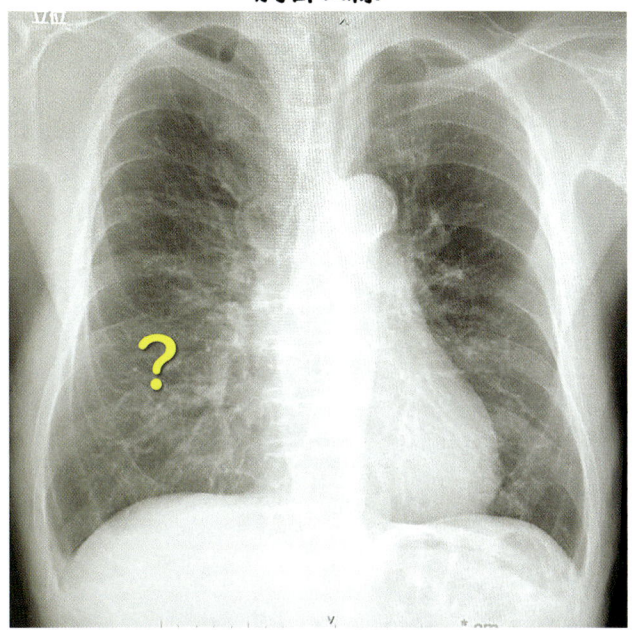

明かな異常は認められない

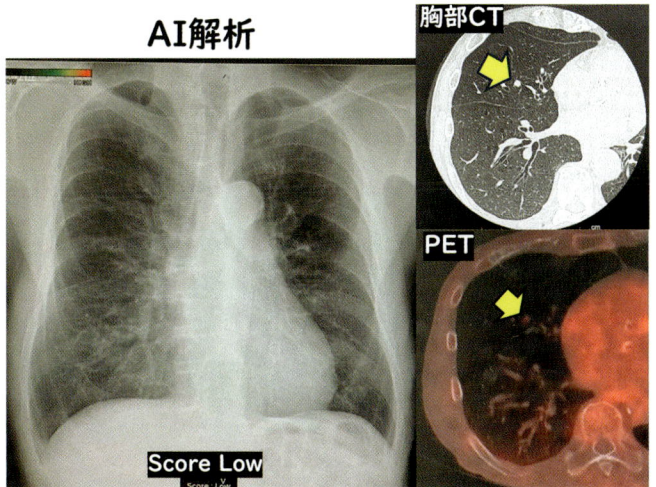

AI解析　　**胸部CT**

PET

異常所見を検出しない

右肺中葉腺癌
1cm以下の小型腫瘍
⇒AI解析の限界

図87 胸部X線，AI解析（スコアLow），胸部CT，PET所見

症例46　40代，女性

診断：右肺下葉腺癌（スコアLow，レベル1）

　胸部X線では明らかな異常は認めず，AI解析でも異常を検出しなかった（**図88?**）。胸部CTでは右下葉S6に大きさ約3cmの周囲にすりガラス陰影を含む不整結節を認め（**図88→**），悪性を疑った。

　気管支鏡検査で右下葉肺癌と診断された。肺門と重なる腫瘍で，大きさが3cmを超えていてもAIでは検出できなかった。

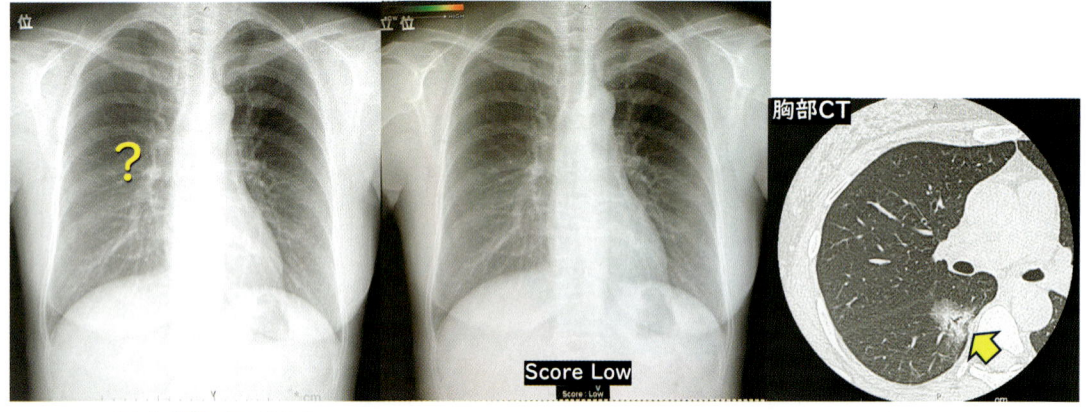

胸部X線　　　　**AI解析**

Score Low

胸部CT

明かな異常は認められない　　　異常所見を検出しない　　　肺門と重なる
右肺下葉腺癌

図88　胸部X線，AI解析（スコアLow），胸部CT

AI解析の悩ましいポイント　**AI解析における陰性症例について**

　胸部X線の読影は難しく，限界がある。AIの導入により限界を超えることができればと期待するが，やはり無理なものは無理であることがわかる。

　読影医が異常を見出しても，AIが異常所見を検出しない（偽陰性）場合には読影医の判断が緩みがちになる。読影医もAIも異常を検出しない場合は（胸部X線の限界），必ずその要因を解析して納得しておく必要がある。

　よって，本章では偽陰性症例を4例，限界症例を14症例，合計18例と多数提示することにより，AI解析の悩ましいポイントとして共有した。ぜひ何度も読み直していただきたい。

AI解析が有用であった縦隔腫瘍症例

症例47　60代，女性

診断：前縦隔腫瘍　胸腺癌（結節・腫瘤影，スコア70，レベル4）

　胸部X線で左肺門部AP windowに腫瘤影が存在し，hilum overlay sign（**図89**→）を認める。AI解析では同部位に結節・腫瘤影としてスコア70の中等値（レベル4）を検出した（**図89**）。胸部CTでは前縦隔に大きさ約8cmの巨大腫瘍を認め，PETの集積も高度で，手術で胸腺癌と診断された。大きな悪性腫瘍であるが，AIスコアはそれほど高くない。

胸部X線

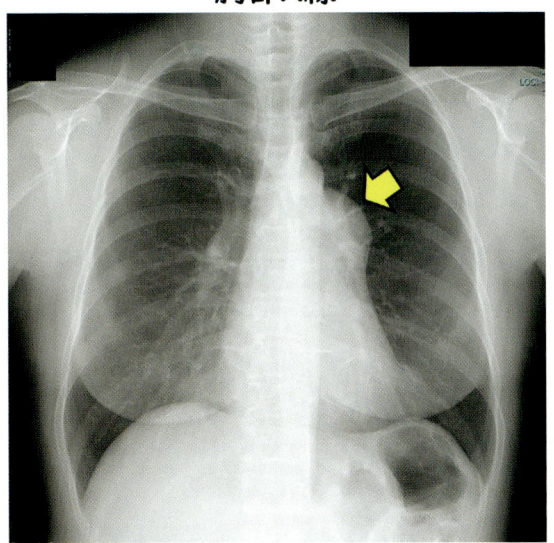

左肺門部に腫瘤影を認める

AI解析

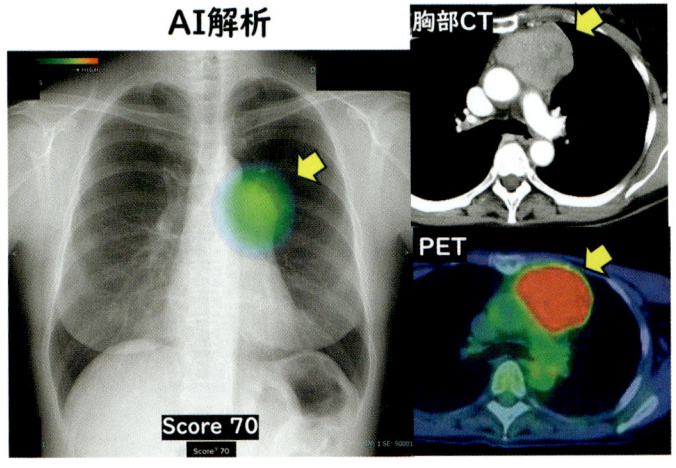

Score 70

左肺門部に結節・腫瘤影（黄色）を検出　　前縦隔腫瘍（胸腺癌）

図89　胸部X線，AI解析（スコア70），胸部CT，PET所見

症例48　30代，男性

診断：後縦隔腫瘍　神経原性腫瘍（結節・腫瘤影，スコア72，レベル4）

　胸部X線で右第1弓に縦隔から突出する腫瘍を認め（図90→），AI解析でも同部位に結節・腫瘤影としてスコア72の中等値（レベル4）を検出した（図90）。胸部CTでは後縦隔に約4cmの腫瘍を認め，胸腔鏡手術で神経原性腫瘍と診断された。

胸部X線

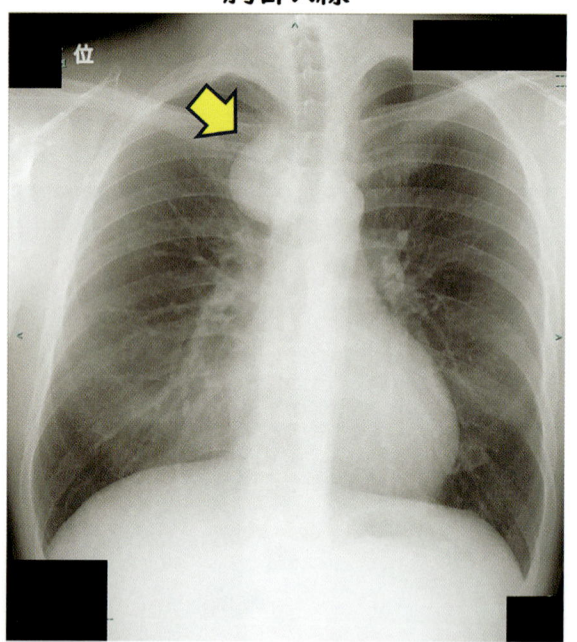

右上縦隔に腫瘤陰影

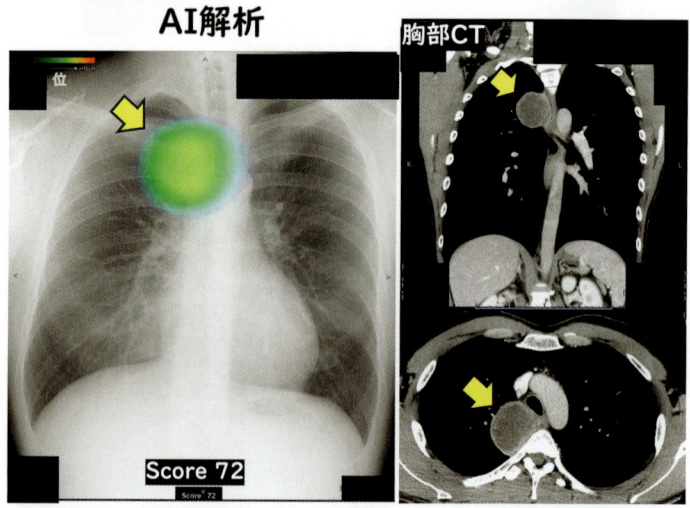

右上縦隔に結節・腫瘤影（黄色）を検出

後縦隔腫瘍
（神経原性腫瘍）

図90 ▶ 胸部X線，AI解析（スコア72），胸部CT所見

症例49　70代，女性

診断：前縦隔腫瘍　胸腺腫（結節・腫瘤影，スコア47，レベル3）

　胸部X線で左肺門部AP windowに腫瘤影を認める（**図91→**）。AI解析では同部位に結節・腫瘤影としてスコア47の中等値（レベル3）を検出した（**図91**）。胸部CTでは前縦隔に大きさ約9 cmの巨大腫瘍を認め，PETの集積も中等度で，手術の結果，胸腺腫と診断された。症例47と同様に大きな腫瘍であるが，AIスコアはそれほど高くない。

胸部X線

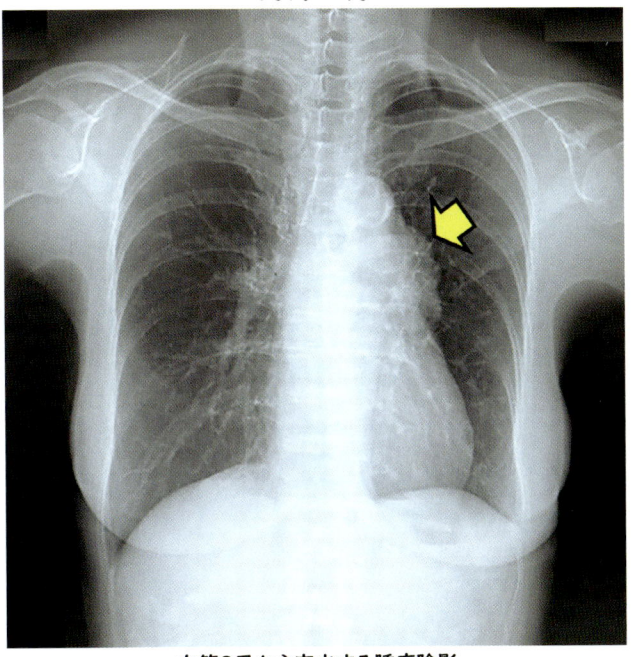

左第2弓から突出する腫瘤陰影

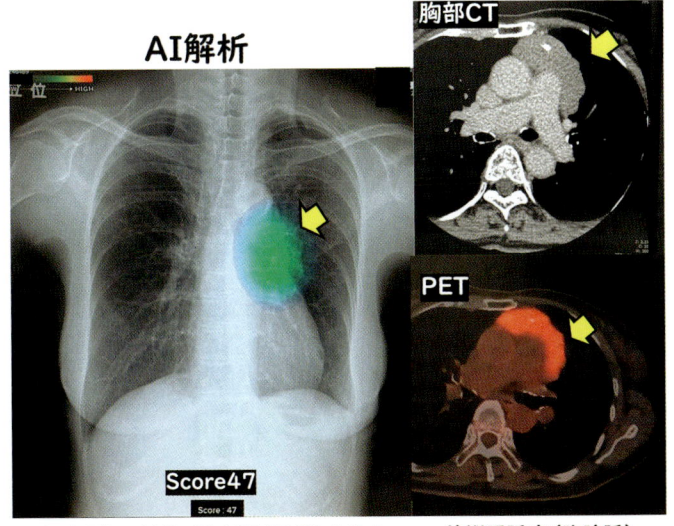

左肺門部に結節・腫瘤影（緑色）を検出　　　前縦隔腫瘍（胸腺腫）

図91　胸部X線，AI解析（スコア47），胸部CT，PET所見

症例50　50代，男性

診断：前縦隔腫瘍　胸腺腫（結節・腫瘤影，スコア55，レベル3）

　胸部X線で右第2弓に縦隔から突出する腫瘍を認め（**図92→**），AI解析でも同部位に結節・腫瘤影としてスコア55の中等値（レベル3）を検出した（**図92**）。胸部CT，PETで前縦隔に約4cmの腫瘍を認め，胸腔鏡手術で胸腺腫と診断された。

胸部X線

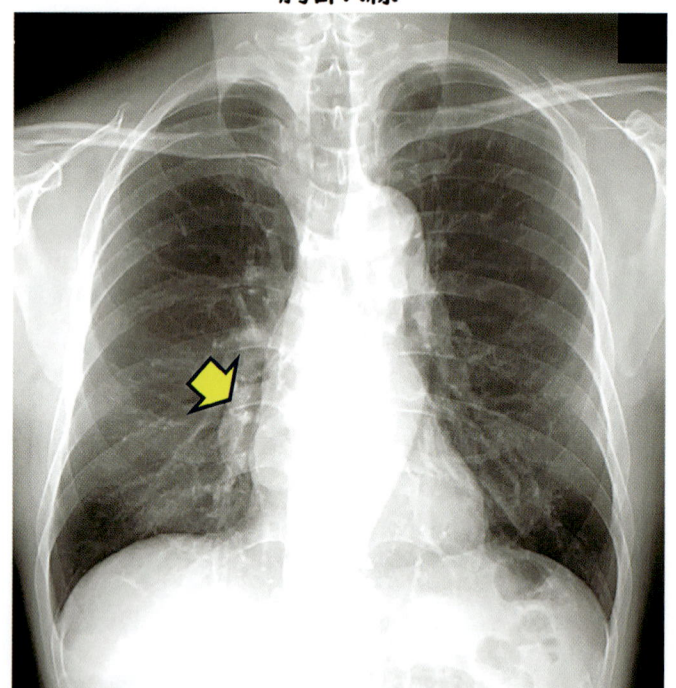

右第2弓から突出する腫瘤陰影

AI解析

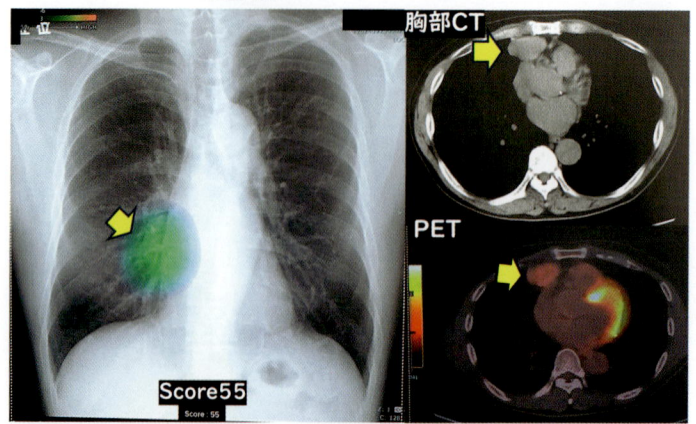

右下縦隔に結節・腫瘤影（緑色）を検出　　　前縦隔腫瘍（胸腺腫）

図92 ▶ 胸部X線，AI解析（スコア55），胸部CT，PET所見

AI解析で検出できなかった縦隔腫瘍症例

症例51　50代，女性

診断：中縦隔腫瘍　異所性甲状腺腫（スコアLow，レベル1）

　胸部X線で右第1弓に縦隔から突出する腫瘍を認めるが（**図93→**），AI解析では同部位の異常は検出できなかった（**図93**）。胸部CTでは中縦隔に石灰化を伴う約3.5 cmの腫瘍を認め，気管支鏡下生検で異所性の甲状腺腫と診断された。AIは縦隔の異常に対して検出が弱い。

胸部X線

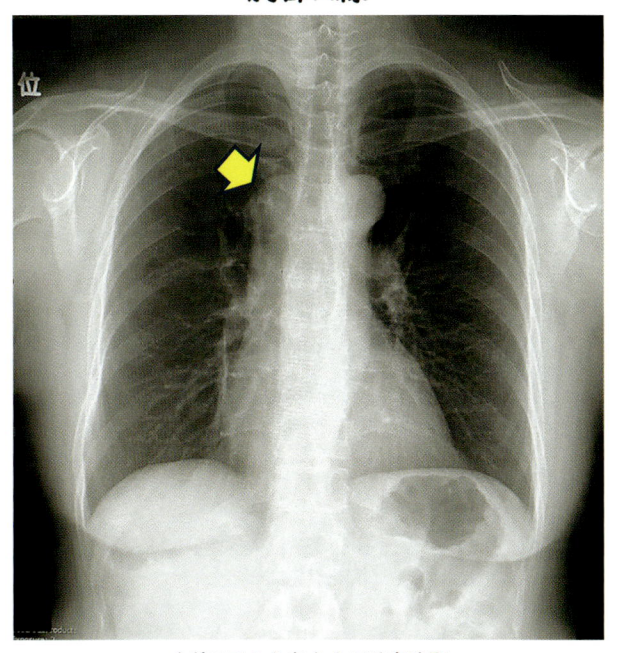

右第1弓から突出する腫瘤陰影

AI解析

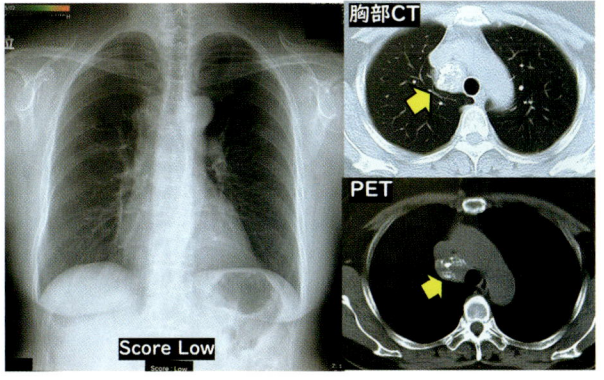

異常所見を検出しない　　　中縦隔腫瘍（異所性甲状腺腫）

図93 胸部X線，AI解析（スコアLow），胸部CT

症例52　50代，男性

診断：前中縦隔腫瘍　胸腺腫（結節・腫瘤影，スコア16，レベル1）

　他疾患の精査で偶然発見された縦隔腫瘍である。胸部X線では明らかな異常所見は認めない（**図94**?）。AI解析では左第3弓にわずかに結節・腫瘤影としてスコア16 低値（レベル1）を検出した（**図94→**）。胸部CTではAIの検出部位には異常を認めず，頭側の前〜中縦隔に大きさ約2cmの腫瘍を認め，リンパ節腫大を疑ったが，胸腔鏡手術で胸腺腫と診断された。

胸部X線

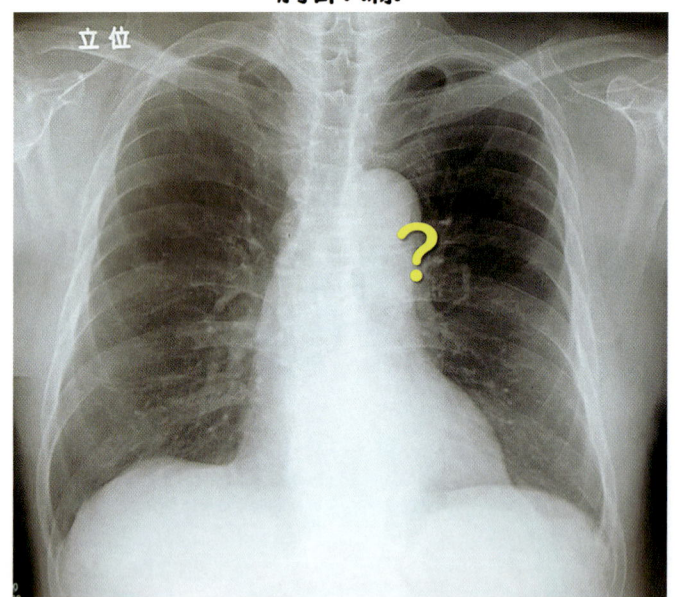

明かな異常所見は認めない

AI解析

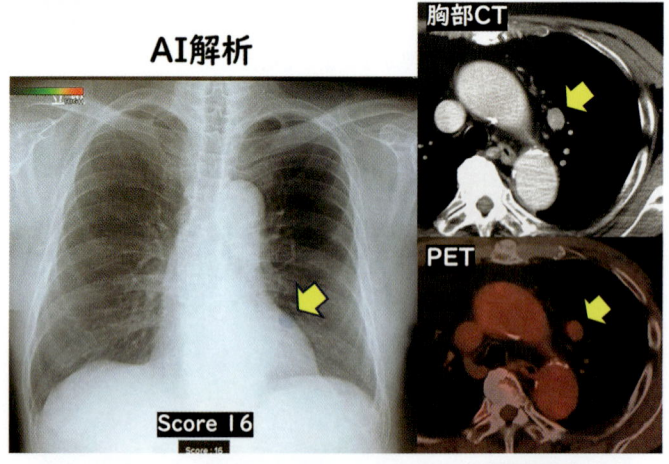

Score 16

心左縁にわずかな結節・腫瘤影（青色）を検出

縦隔腫瘍
（小型胸腺腫）

図94　胸部X線，AI解析（スコア16），胸部CT，PET所見

AI解析が有用であったその他の症例

症例53　40代，男性

診断：右自然気胸（気胸，スコア99，レベル5）

　胸部X線でⅡ度の右自然気胸を認める（**図95**→）。AI解析では同部位に気胸としてスコア99の高値（レベル5）を検出した。同時に虚脱した右肺にはうっ血による中等度のスコアの浸潤影を認める（**図95**）。気胸のAIスコアは非常に高い。

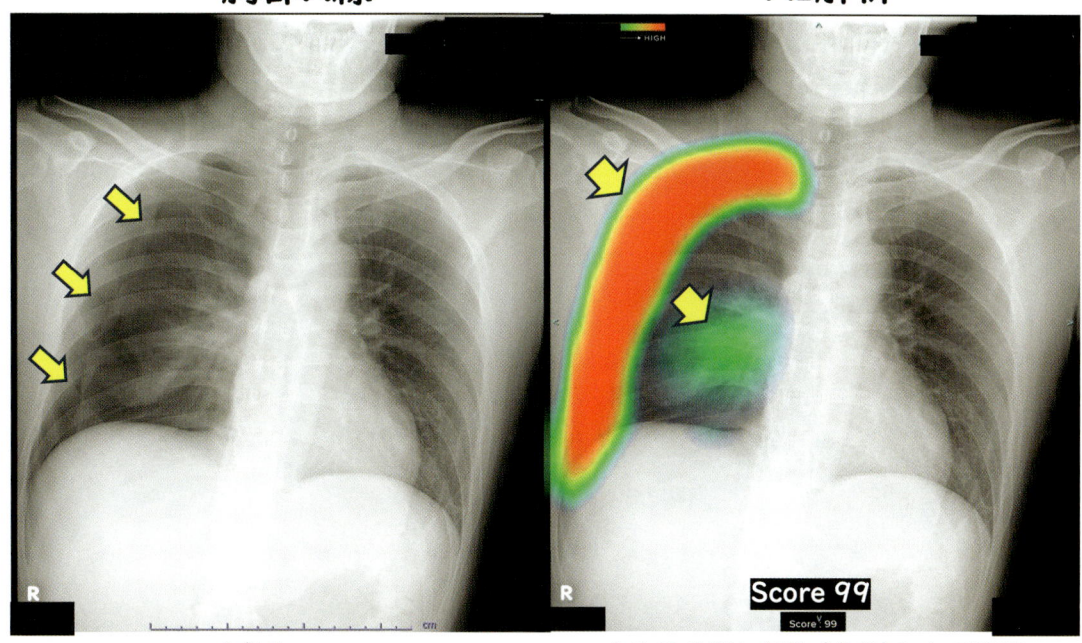

胸部X線　　　　**AI解析**

右気胸　　　　右胸腔外側に気胸（赤色）と右下肺野の
浸潤影（緑色）を検出

図95 胸部X線，AI解析（スコア99）

95

症例54 60代，男性

診断：左続発性気胸と両側間質性肺炎（気胸，浸潤影，スコア99，レベル5）

　胸部X線で両肺にびまん性の斑状・網状影と左側にⅠ度の続発性気胸を認める（**図96→**）。AI解析では両側に浸潤影，左側に気胸としてスコア99の高値（レベル5）を検出した（**図96**）。胸部CTでは間質性肺炎に併発した左気胸と診断された。本疾患におけるAIスコアはきわめて高い。

胸部X線

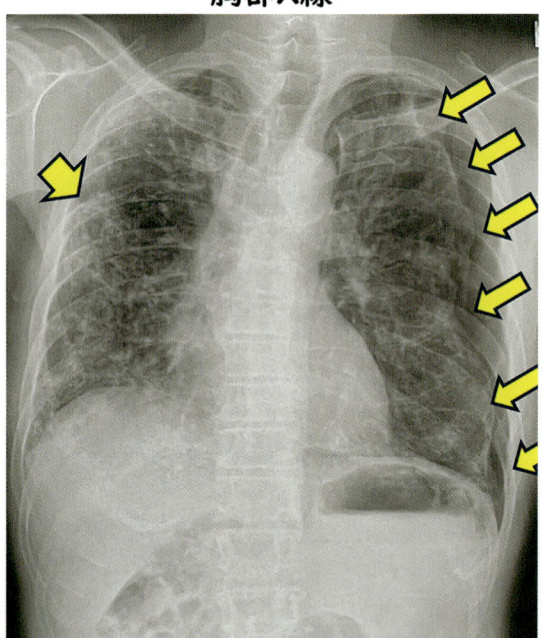

両側肺野にびまん性の斑状・浸潤影
左気胸

AI解析

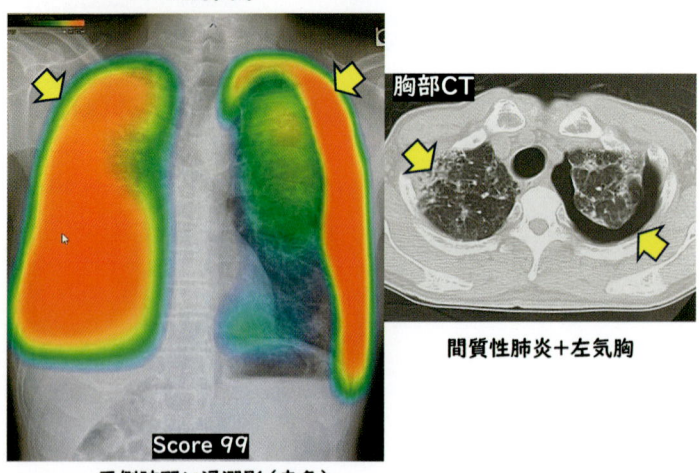

両側肺野に浸潤影（赤色）
左気胸（赤色）を検出

胸部CT

間質性肺炎＋左気胸

図96 胸部X線，AI解析（スコア99），胸部CT

症例55　60代，男性

診断：左肺上葉炎症性腫瘍（結節・腫瘤影，スコア61，レベル4）

　胸部X線で左上肺野に結節影を認め（**図97→**），AI解析では同部位に結節・腫瘤影としてスコア61の中等値（レベル4）を検出した（**図97**）。胸部CTでは索状の結節影を認め，PET検査では軽度の集積であったが，経時的に微増傾向のある結節であったため，胸腔鏡手術をしたところ，良性の炎症性腫瘍の診断であった。

胸部X線

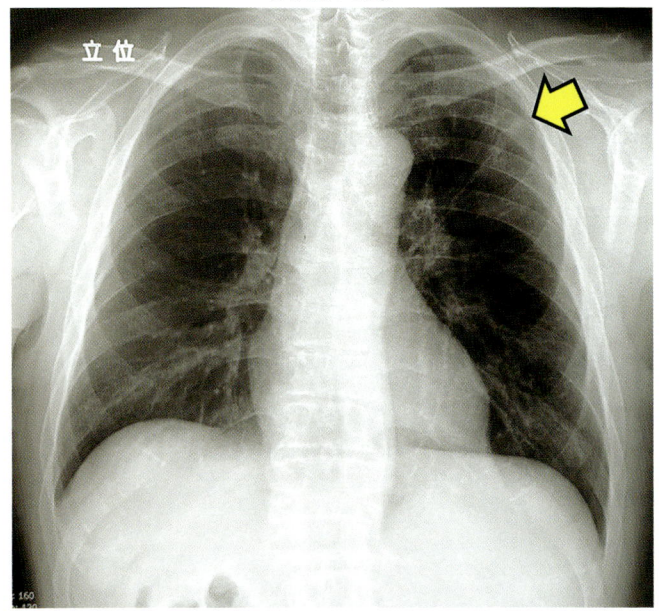

左上肺野に不正結節影

AI解析

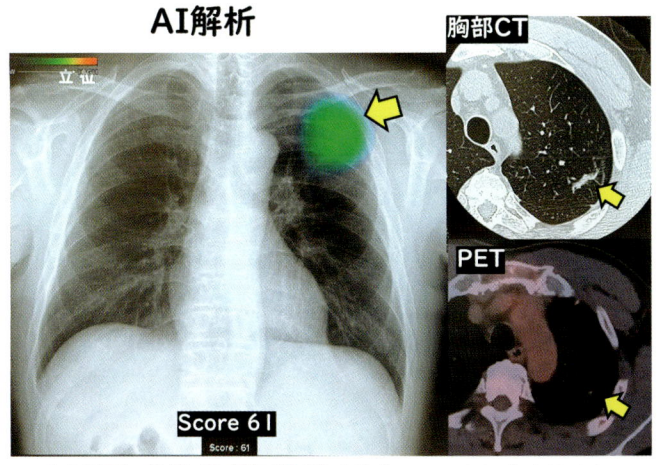

左上肺野に結節・腫瘤影（緑色）を検出　　良性炎症性腫瘍

図97 ▶ 胸部X線，AI解析（スコア61），胸部CT，PET

症例56　70代，女性

診断：左悪性胸膜中皮腫（浸潤影，スコア48，レベル3）

　乳癌の既往がある女性の胸部X線で左胸水と胸膜の不整肥厚を認めた（**図98**→）。AI解析では浸潤影としてスコア48の中等値（レベル3）を検出した。胸部CTでは著明な不整の胸膜肥厚を認め，PET検査でも強い集積を認めた（**図98**）。癌性胸膜炎を疑がったが，胸腔鏡下生検にて胸膜悪性中皮腫（混合型）と診断された。

胸部X線

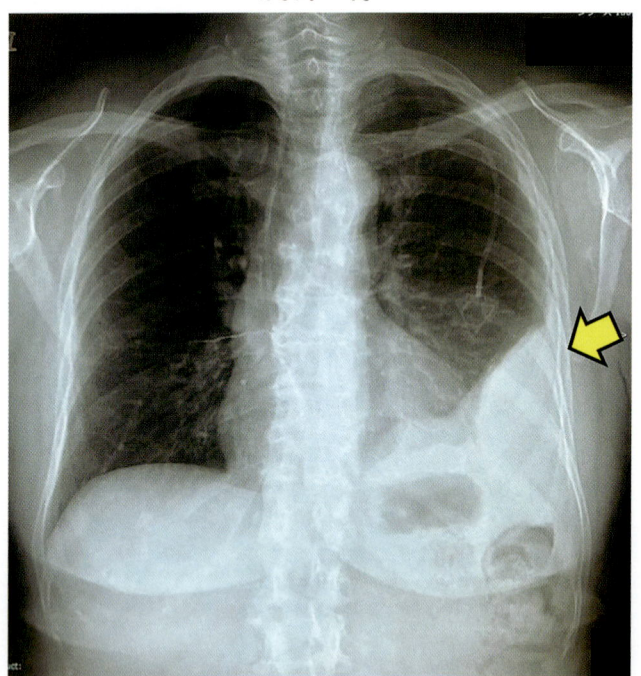

左胸膜の不整肥厚と胸水貯留

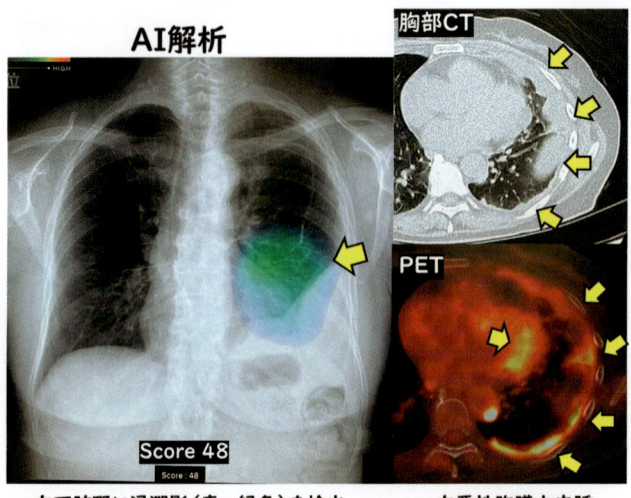

左下肺野に浸潤影（青～緑色）を検出

左悪性胸膜中皮腫
（混合型）

図98　胸部X線，AI解析（スコア48），胸部CT，PET

症例57 70代，女性

診断：軽症COVID-19肺炎（浸潤影，スコア38，レベル2）

　COVID-19感染と診断された症例の胸部X線で，両側上肺野を中心に網状影・斑状影を認めた（**図99→**）。AI解析では同部位に浸潤影としてスコア38の中等値（レベル2）を検出した。胸部CTで両側肺の上葉を中心に浸潤影を認め，軽症の肺炎と診断された（**図99**）。

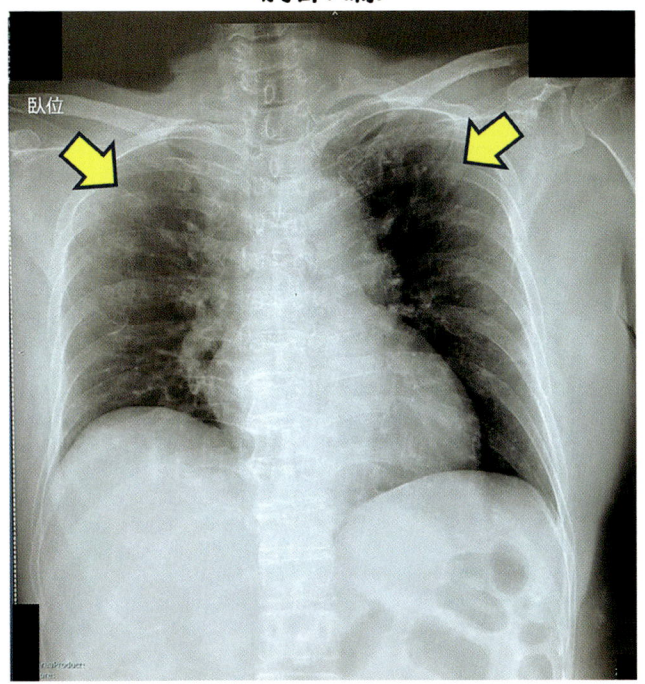

胸部X線

両側上肺野にびまん性の斑状・浸潤影

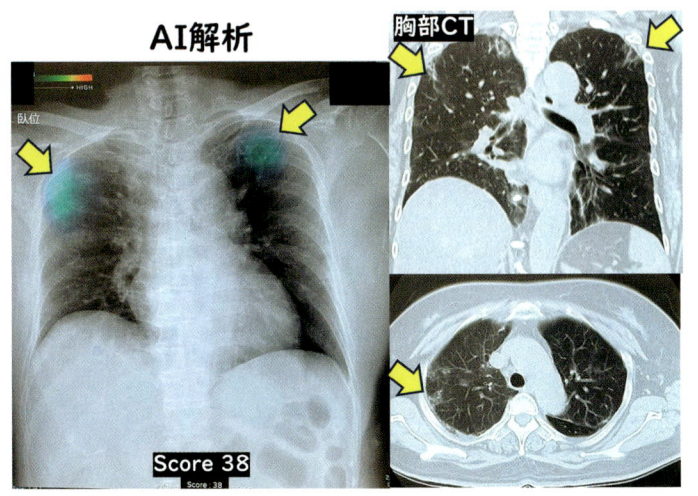

AI解析　　**胸部CT**

両側肺野に浸潤影（青色）を検出　　COVID-19 肺炎（軽症）

図99 胸部X線，AI解析（スコア38），胸部CT

症例58　60代，女性

診断：中等症COVID-19肺炎（浸潤影，スコア98，レベル5）

　COVID-19感染と診断された症例の胸部X線で，両側下肺野を中心に広範囲に網状影・斑状影を認めた（**図100→**）。AI解析では同部位に浸潤影としてスコア98の高値（レベル5）を検出した。胸部CTで両側下葉を中心に浸潤影を認め，中等症の肺炎と診断された（**図100**）。

胸部X線

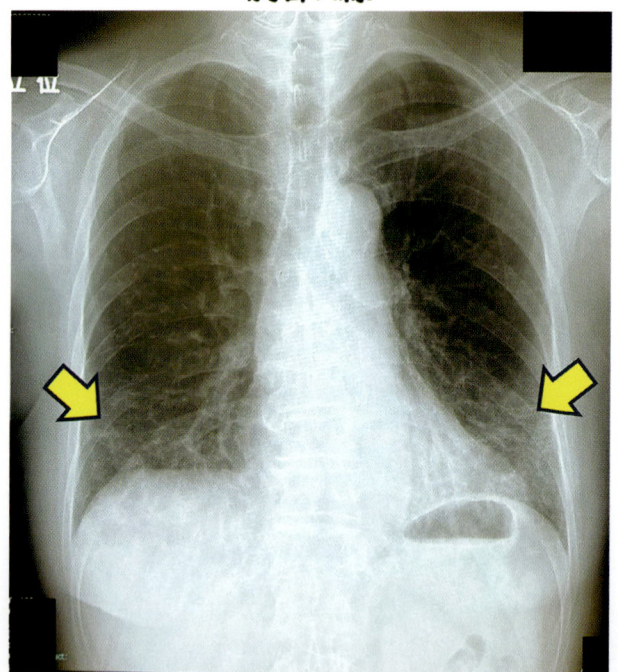

両下肺野にびまん性の斑状・浸潤影

AI解析　　胸部CT

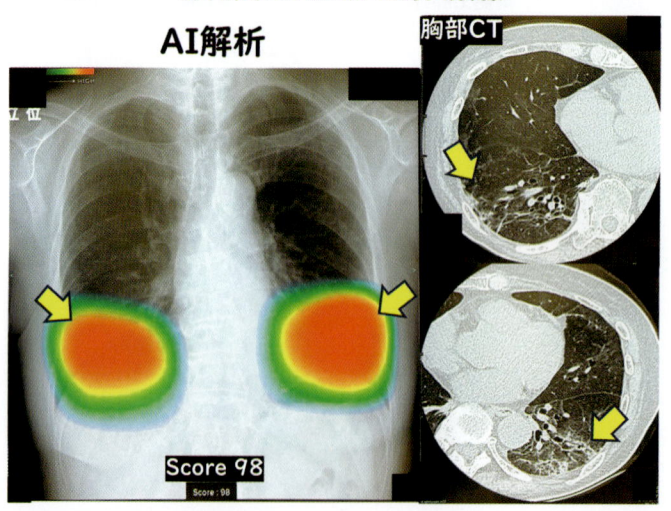

両下肺野に浸潤影（赤色）を検出　　COVID-19肺炎（中等症）

図100 ▶ 胸部X線，AI解析（スコア98），胸部CT

症例59　60代，女性

診断：重症COVID-19肺炎（浸潤影，スコア93，レベル5）

　COVID-19感染と診断された症例の胸部X線で両側全肺野に網状影・斑状影を認めた（**図101**→）。右側の方が陰影は強い。AI解析では同部位に広いエリアで浸潤影としてスコア93の高値（レベル5）を検出した。胸部CTで両側肺にびまん性の浸潤影を認め，重症の肺炎と診断された（**図101**）。

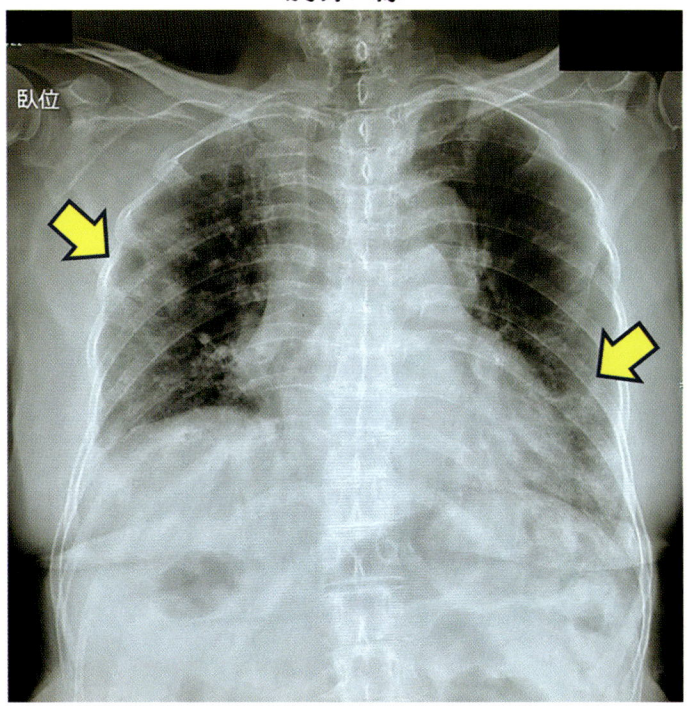

胸部X線

両側肺野にびまん性の斑状・浸潤影

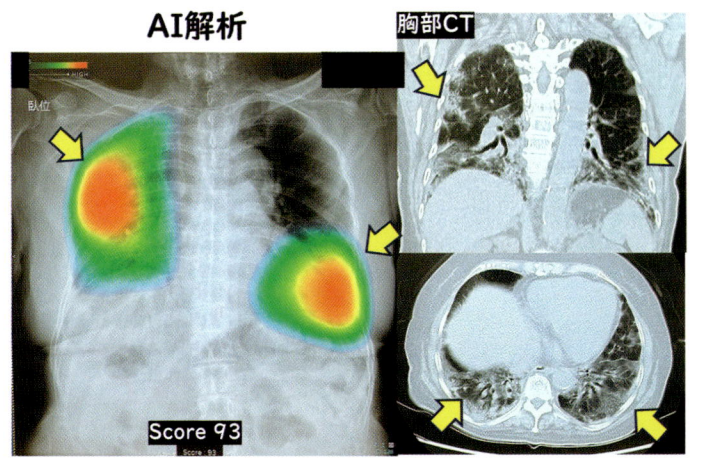

AI解析　　**胸部CT**

両側肺野に浸潤影（赤色）を検出　　COVID-19肺炎（重症）

図101　胸部X線，AI解析（スコア93），胸部CT

第5章　胸部X線診断補助装置（CXR-AID）を活用した胸部X線診断の100症例

症例60　30代，男性

診断：市中肺炎（浸潤影，スコア93，レベル5）

　COVID-19検査は陰性であり，市中肺炎と考えられる症例の胸部X線で，両側下肺野を中心に索状影・斑状影を認めた。AI解析では右側のみ浸潤影（結節・腫瘤影にも見える）としてスコア93の高値（レベル5）を検出した。胸部CTで両側肺の下葉を中心に浸潤影を認めた（図102）。本症例でAIは左側下肺野の心陰影と重なる部位の肺炎像は検出できていない。

胸部X線

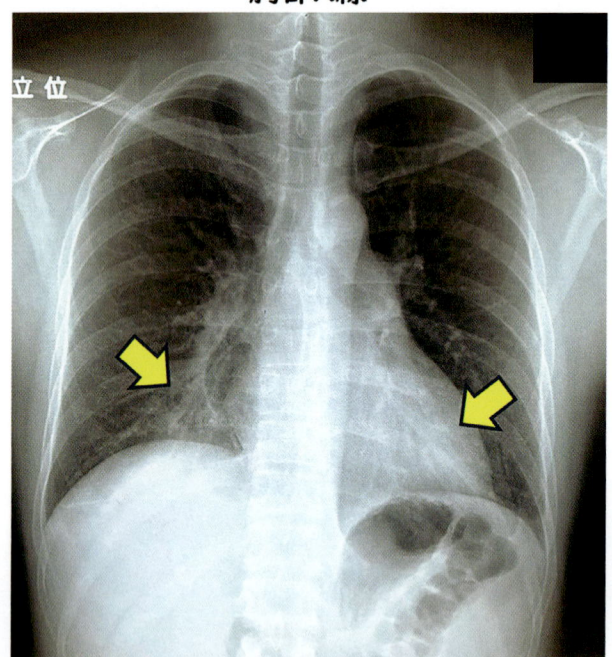

両側肺野に浸潤影を認める

AI解析

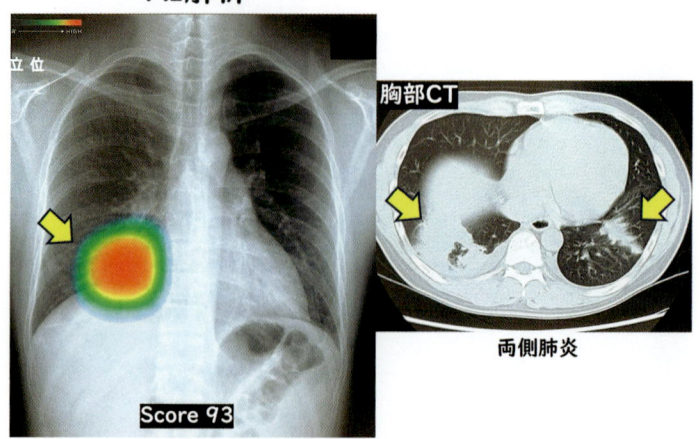

右下肺野に浸潤影（赤色）を検出

図102　胸部X線，AI解析（スコア93），胸部CT

両側肺炎

Column　AIによるCOVID-19感染による肺炎に対する胸部X線解析

2019年12月に流行が始まったCOVID-19感染は世界を震撼させた。特にCOVID-19感染による肺炎は致死率が高く，早期発見のためにAIによる胸部X線解析の研究が盛んに行われた。

なかでも医療データ分析の株式会社JMDCの子会社で遠隔画像診断サービスを手掛ける株式会社ドクターネット（東京・港区）は，胸部単純X線（レントゲン）画像からCOVID-19感染による肺炎などの診断を支援するAIである「胸部X線肺炎検出エンジンDoctor Net JLK-CRP」を開発し，2021年12月に薬事承認を取得して，わが国で初めて医療機関向けに発売した。

本AIエンジンは，約20万症例を学習用画像として用い，深層学習（ディープラーニング）の畳み込みニューラネットワーク技術のDenseNetアルゴリズムおよびClass Activation Mapアルゴリズムにより開発され，胸部X線画像を自動解析し，感染性肺炎所見の確信度および着目領域を解析結果として出力するものである。

これによりCT装置をもたない診療所などでも，肺炎の有無や重症化の可能性を判断できる画期的なAIの実用化であった。「胸部X線肺炎検出エンジンDoctorNet JLK-CRP」の特長については，以下の通りとされている。

①感染性肺炎所見の確信度の表示

胸部X線画像における感染性肺炎所見の確信度を示したうえで，確信度の類型をLow（確信度：＜30％），Mid（確信度：≧30％，＜65％）およびHigh（確信度：≧65％）の3段階で提示する。

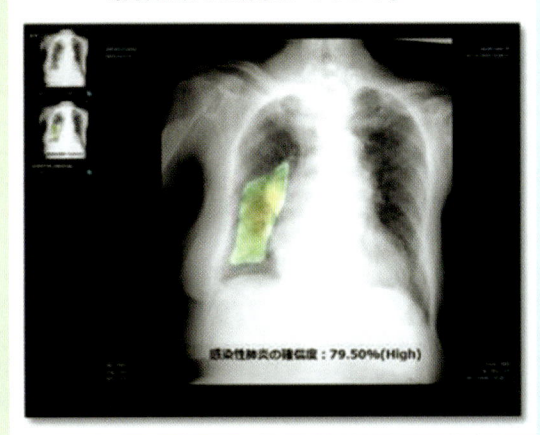

【システム画面上での解析結果の表示例】
汎用ビューワー/レポートシステム上で解析結果を画像表示できます。

②着目領域のマーキング表示

肺炎所見の確信度が50％以上の場合に，本品の着目領域を胸部X線画像上にマーキングする。

JMDCのHP最新情報より引用（https://www.jmdc.co.jp/news/news20211216/）

健診/検診での活用症例

AI解析が有用で，要精査とした症例（比較読影あり）

　健（検）診の胸部X線読影においては，過去の写真と比較読影ができるかどうかが大きなポイントになる。比較読影をしながら，実際の異常陰影とAI解析の経時変化をみて総合的に判断することが重要となる。

症例61　60代，男性

診断：要精検（結節・腫瘤影，スコア98，レベル5）

　左下肺野に大きさ約3cmの結節影を認める（**図103**→）。前年の胸部X線では異常を認めない。AI解析では同部位に結節・腫瘤影としてスコア98の高値（レベル5）を検出した。前年のAIスコアはLowで，肺癌を疑い要精検とした（**図103**）。

胸部X線　　　AI解析

2024年9月

左下肺野に結節・腫瘤影を認め，AIも検出（赤色）

1年経過

2023年9月

明かな異常は認めず，AIも異常を検出しない

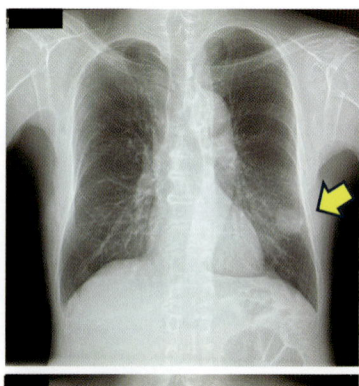
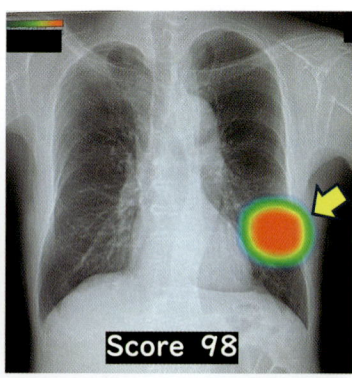
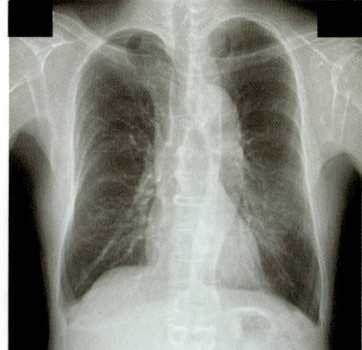
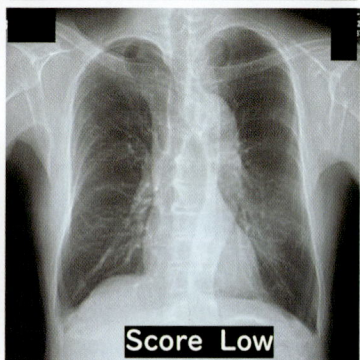

図103 ▶ 胸部X線，AI解析（スコア98）の経時変化

AI解析の悩ましいポイント 健（検）診での比較読影とAIスコア

　胸部X線の健（検）診ではさまざまな陰影に遭遇するが，過去の写真との比較はきわめて有用である。**AIスコアがどのように変化しているかは，写真がサーバーに入っているデジタル画像であれば，その場でAIに解析させて参照することができる。**その際，AIスコア値が増加しているか，減少しているかはさまざまであり，一概にはいえない。

　AIが異常所見を初めて検出してきた場合は判断しやすいが，過去から存在する異常所見については読影医の総合的判断が重要になる。

症例62　50代，男性

診断：要精検（浸潤影，スコア96，レベル5）

　右下肺野に広範囲の浸潤影を認める（**図104→**）。前々年の胸部X線では異常を認めない。AI解析では同部位に浸潤影としてスコア96の高値（レベル5）を検出した。前々年のAIスコアはLowで，肺癌もしくは肺炎を疑い要精検とした（**図104**）。

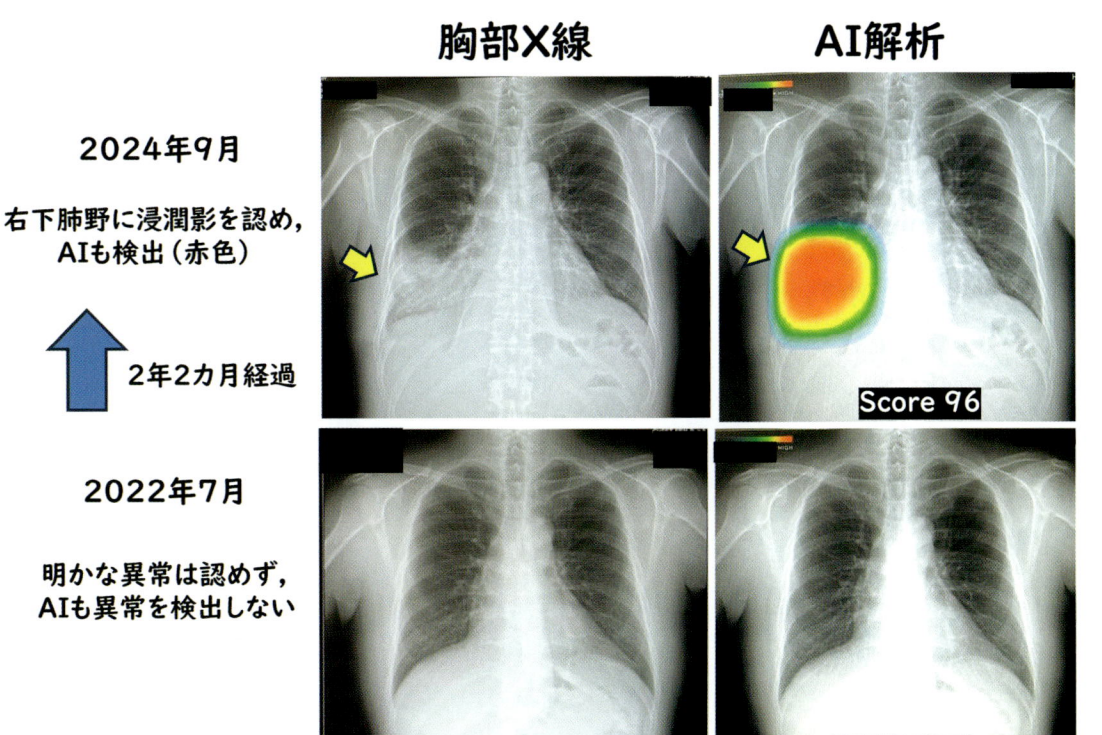

図104 胸部X線，AI解析（スコア96）の経時変化

症例63　60代，女性

診断：要精検（結節・腫瘤影，スコア95，レベル5）

　右中肺野に大きさ約2cmの結節影を認める（**図105**→）。前年の胸部X線では異常を認めない。AI解析では同部位に結節・腫瘤影としてスコア95の高値（レベル5）を検出した。前年のAIスコアはLowで，肺癌を疑い要精検とした（**図105**）。

胸部X線　　　　AI解析

2024年9月

右中肺野に結節・腫瘤影を
認め，AIも検出（赤色）

1年経過

2023年9月

明かな異常は認めず，
AIも異常を検出しない

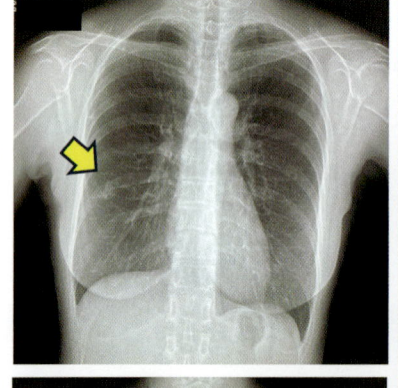
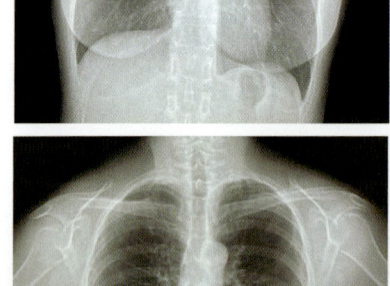
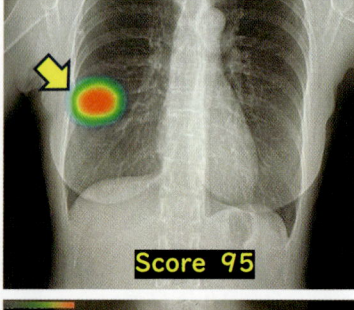
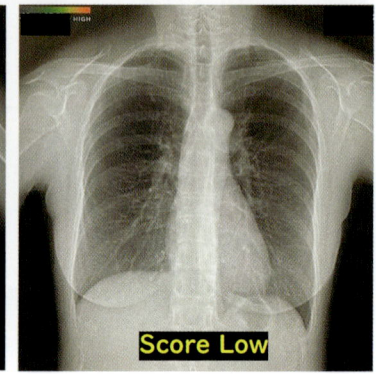

図105 ▶ 胸部X線，AI解析（スコア95）の経時変化

症例64　30代，男性

診断：要精検（結節・腫瘤影，スコア57，レベル3）

　右上肺野に淡い粒状・斑状影を認める（**図106**→）。前年の胸部X線では異常を認めない。AI解析では同部位に結節・腫瘤影としてスコア57の中等値（レベル3），下肺野にもわずかな結節・腫瘤影（スコア不明）を検出した。前年のAIスコアはLowで，若年であるが腫瘍もしくは炎症性病変を疑い要精検とした（**図106**）。

胸部X線　　　　　AI解析

2024年9月

右中肺野にわずかな粒状・斑状影を認め，AIは右中肺野の結節・腫瘤影（黄〜緑色）下肺野の浸潤影（青色）を検出

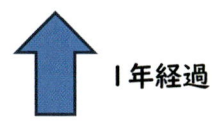

1年経過

2023年9月

明かな異常は認めず，AIも異常を検出しない

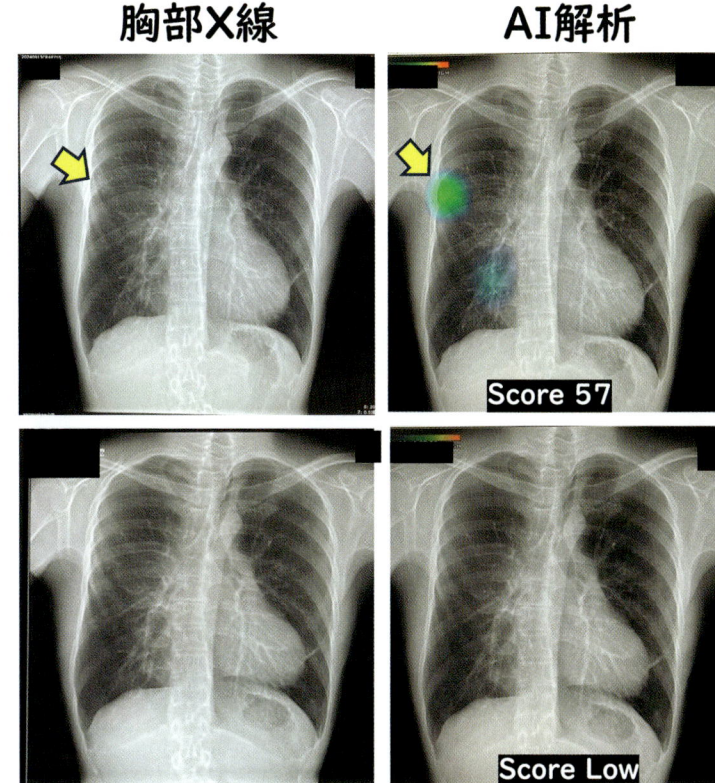

Score 57

Score Low

図106　胸部X線，AI解析（スコア57）の経時変化

症例65　60代，男性

診断：要精検（結節・腫瘤影，スコア75，レベル4）

　右中肺野に大きさ約1.5 cmの結節影を認める（**図107→**）。前年の胸部X線では異常を認めない。AI解析では同部位に結節・腫瘤影としてスコア75の中等値（レベル4），左下肺野にもわずかな結節・腫瘤影（スコア不明）を検出した。前年のAIスコアはLowで肺癌を疑い要精検とした（**図107**）。

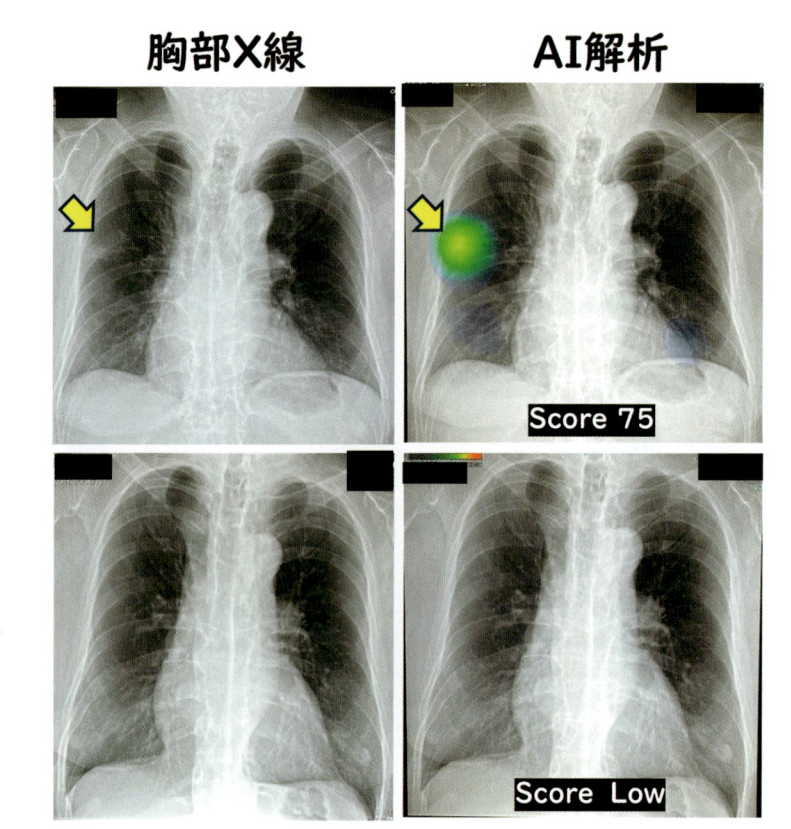

胸部X線　　　AI解析

2024年9月

右中肺野に結節影を認め，
AIも結節・腫瘤影
（黄〜緑色）を検出

I年経過

2023年9月

明かな異常は認めず，
AIも異常を検出しない

Score 75

Score Low

図107　胸部X線，AI解析（スコア75）の経時変化

症例66 70代，女性

診断：要精検（結節・腫瘤影，スコア65，レベル4）

　右下肺野に浸潤影を認める。前年の胸部X線では異常を認めない（**図108→**）。AI解析では同部位に浸潤影としてスコア65の中等値（レベル4）を検出した。前年のAIスコアはLowで，腫瘍もしくは炎症性病変を疑い要精検とした（**図108**）。

胸部X線　　　　　AI解析

2024年9月

右下肺野に浸潤影を認め，AIも浸潤影（黄〜緑色）を検出

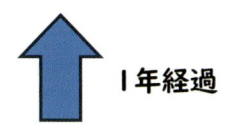

1年経過

2023年9月

明かな異常は認めず，AIも異常を検出しない

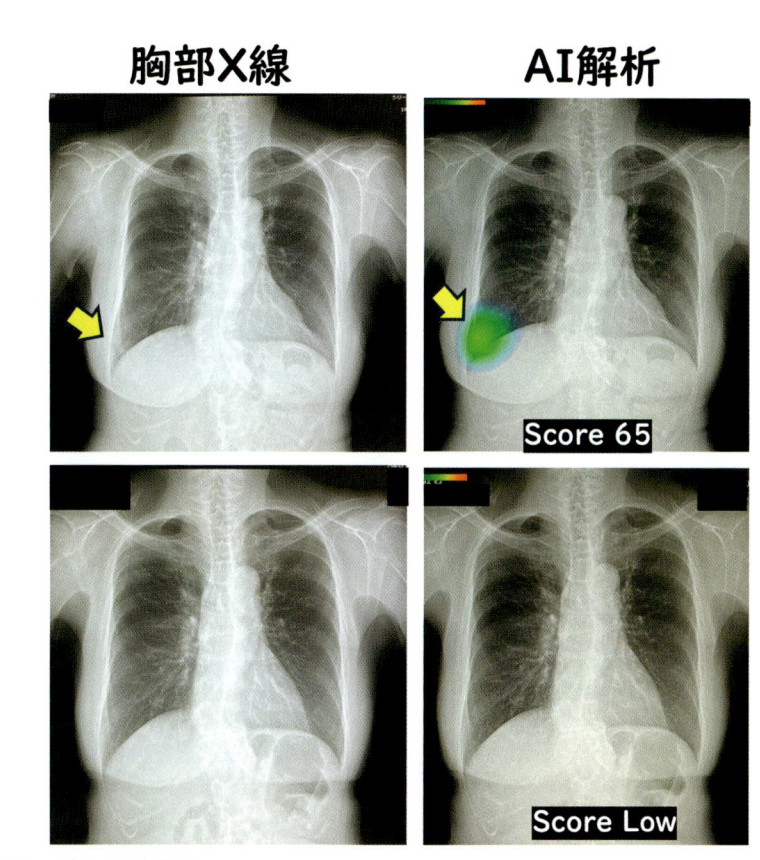

図108 ▶ 胸部X線，AI解析（スコア65）の経時変化

症例 67　40代，女性

診断：要精検（結節・腫瘤影，スコア38，レベル2）

　右上肺野の肋骨と重なる部位に大きさ約1cmの小結節影を認める（**図109→**）。4年前の胸部X線では異常を認めない。AI解析では同部位に結節・腫瘤影としてスコア38の低値（レベル2）を検出した。4年前のAIスコアはLowで肺癌を疑い要精検とした（**図109**）。

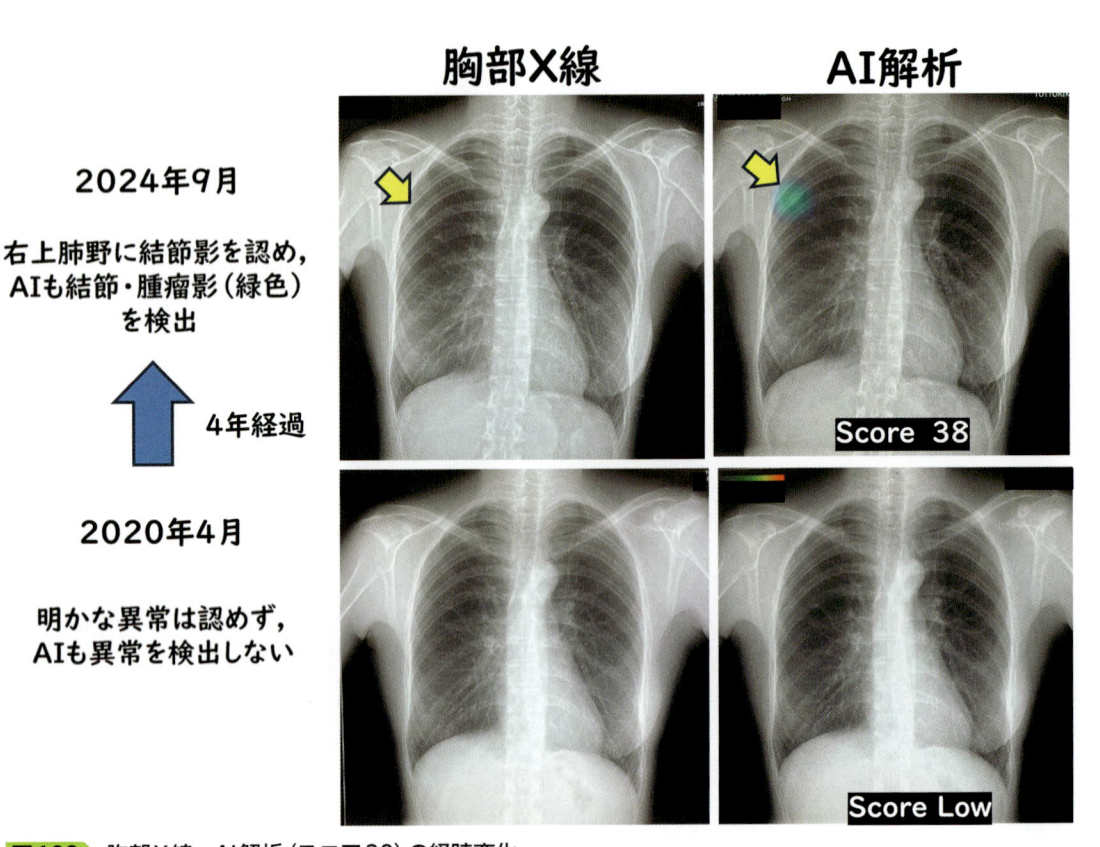

図109 胸部X線，AI解析（スコア38）の経時変化

症例68　60代，男性

診断：要精検（結節・腫瘤影，スコア84，レベル5）

右中肺野の肋骨と重なる部位に大きさ約1cmの小結節影を認める（**図110→**）。前年の胸部X線では異常を認めない。AI解析では同部位に結節・腫瘤影としてスコア84の高値（レベル5）を検出した。前年のAIスコアは左下肺野にわずかな結節・腫瘤影スコア17を認めるが，右側のスコアはLowであった。肺癌を疑い要精検とした（**図110**）。

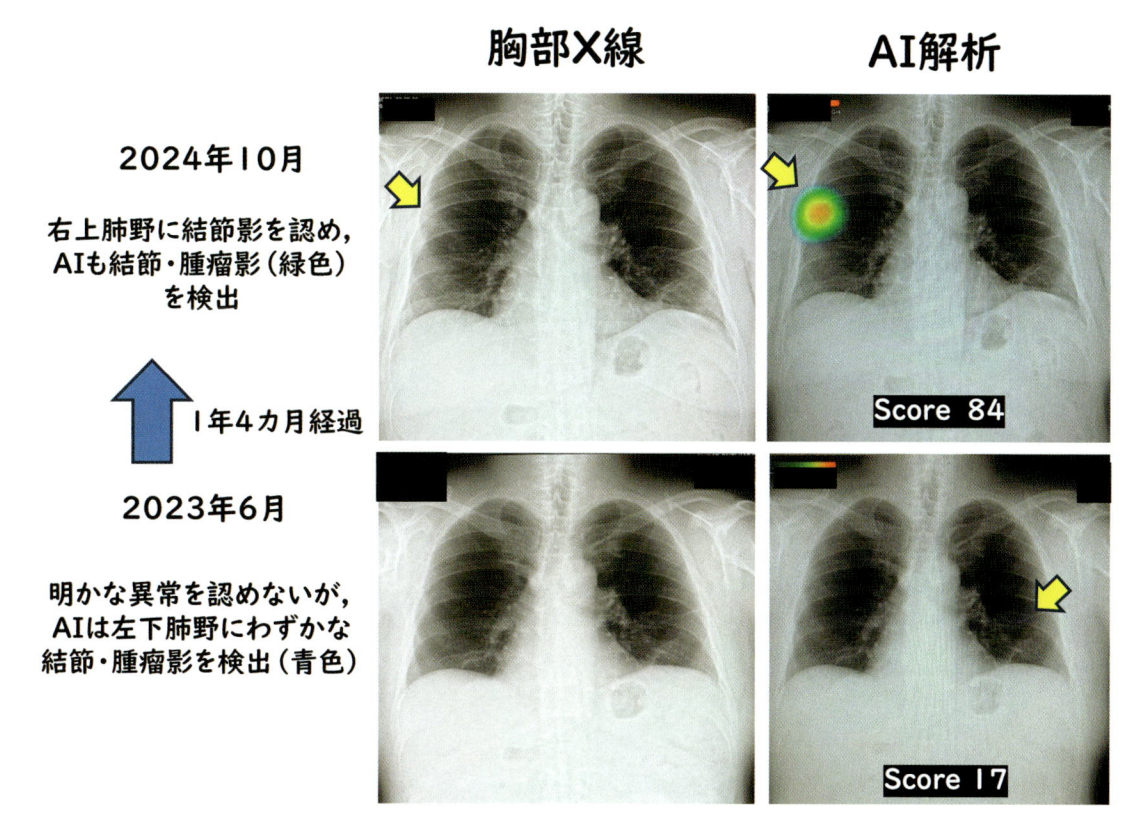

図110 胸部X線，AI解析（スコア84）の経時変化

症例69　50代，男性

診断：要精検（結節・腫瘤影，スコア46，レベル3）

　左下肺野に大きさ約2cmの結節影を認める（**図111**→）。前年の胸部X線では異常を認めない。AI解析では同部位に結節・腫瘤影としてスコア46の中等値（レベル3）を検出した。前年のAIスコアはLowで，肺癌を疑い要精検とした（**図111**）。

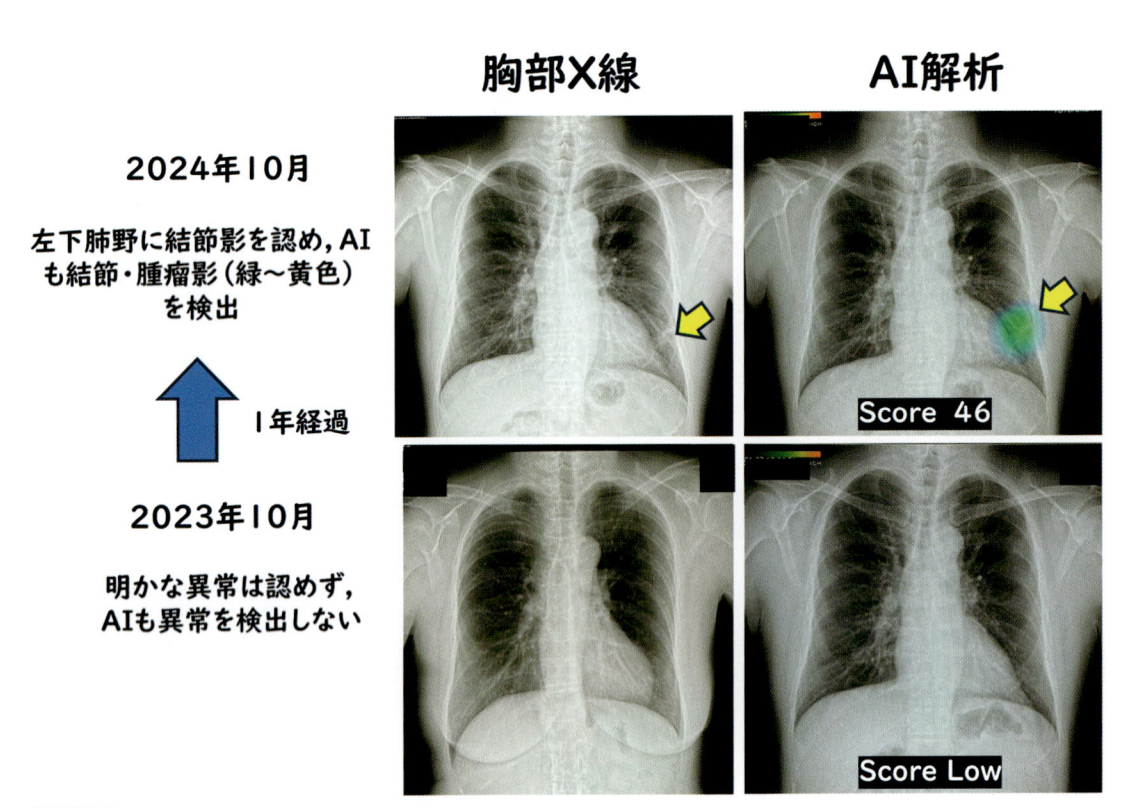

図111▶ 胸部X線，AI解析（スコア46）の経時変化

診断：要精検（結節・腫瘤影，スコア72，レベル4）

　左下肺野の心左縁に大きさ約2cmの小結節影を認める（**図112→**）。前年の胸部X線では異常を認めない。AI解析では同部位に結節・腫瘤影としてスコア72の高値（レベル4）を検出した。前年のAIスコアはLowで，肺癌を疑い要精検とした（**図112**）。

胸部X線　　　AI解析

2024年10月

左下肺野に結節影を認め，AIも結節・腫瘤影（黄色）を検出

1年経過

2023年10月

明かな異常は認めず，AIも異常を検出しない

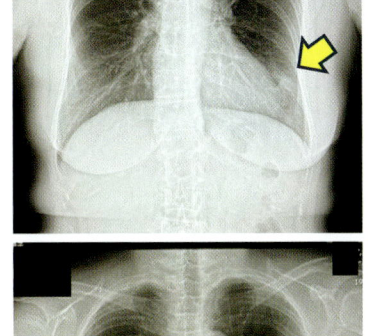
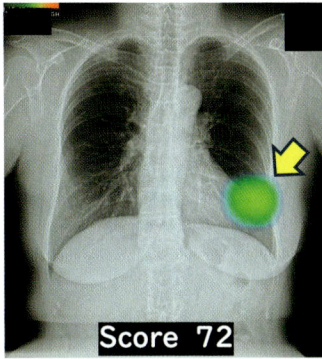
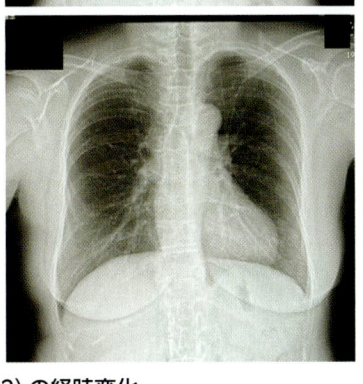
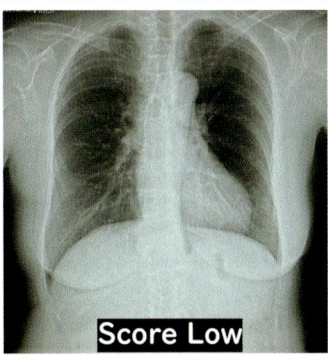

Score 72

Score Low

図112 胸部X線，AI解析（スコア72）の経時変化

症例71 40代，男性

診断：要精検（結節・腫瘤影，スコア61，レベル4）

　右下肺野に大きさ約2cmの結節影を認める（**図113→**）。前年の胸部X線では異常を認めない。AI解析では同部位に結節・腫瘤影としてスコア61の中等値（レベル4）を検出した。前年のAIスコアはLowで，肺癌を疑い要精検とした（**図113**）。

胸部X線　　**AI解析**

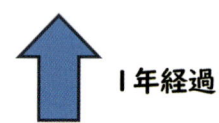

2024年10月

右下肺野に結節影を認め，AIも結節・腫瘤影（黄色）を検出

1年経過

2023年10月

明かな異常は認めず，AIも異常を検出しない

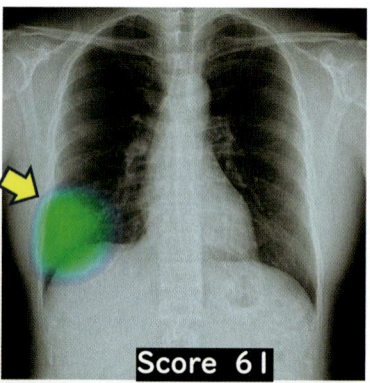

Score 61

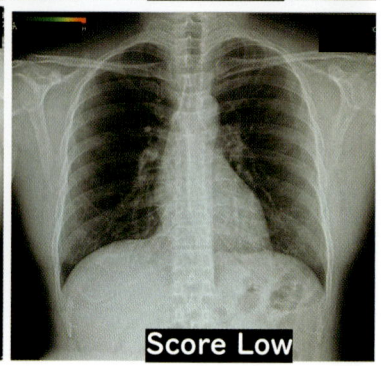

Score Low

図113 胸部X線，AI解析（スコア61）の経時変化

症例72　60代，女性

診断：要精検（浸潤影，スコア89，レベル5）

　両下肺野に網状・斑状の浸潤影を認める（**図114→**）。前年の胸部X線と比較すると陰影は増強している。AI解析では同部位に浸潤影としてスコア89の高値（レベル5）を検出した。前年は右側のみAIスコア62で，肺炎の悪化を疑い要精検とした（**図114**）。

胸部X線　　　　AI解析

2024年11月

両下肺野に浸潤影を認め昨年よりも増強，AIも高度の浸潤影（赤色）を検出

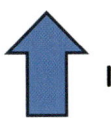
1年経過

2023年11月

右下肺野に浸潤影を認め，AIも浸潤影を検出（黄〜緑色）

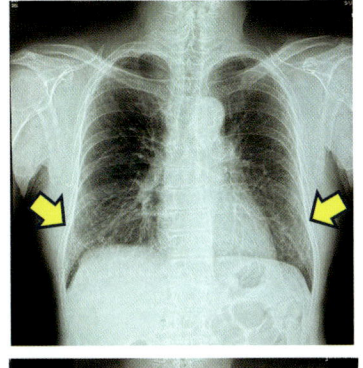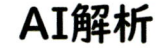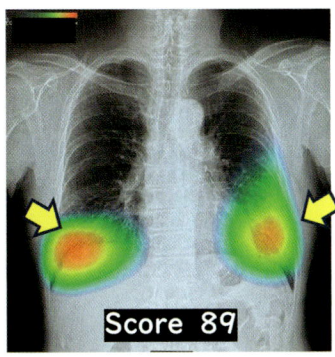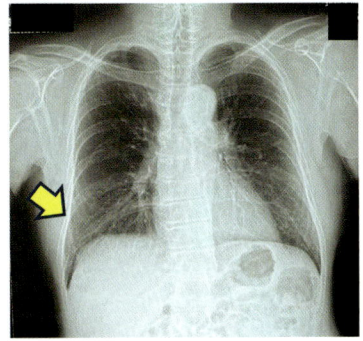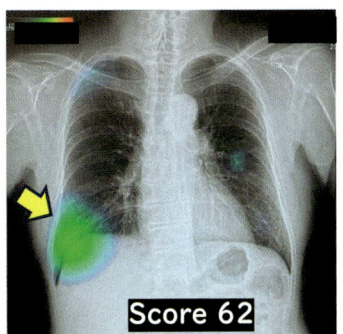

Score 89

Score 62

図114 胸部X線，AI解析（スコア89）の経時変化

症例73　40代，男性

診断：要精検（結節・腫瘤影，スコア83，レベル5）

　右中肺野に大きさ約2cmの結節影を認める（**図115**→）。前年の胸部X線では異常を認めない。AI解析では同部位に結節・腫瘤影としてスコア83の高値（レベル5）を検出した。前年のAIスコアはLowで，肺癌を疑い要精検とした（**図115**）。

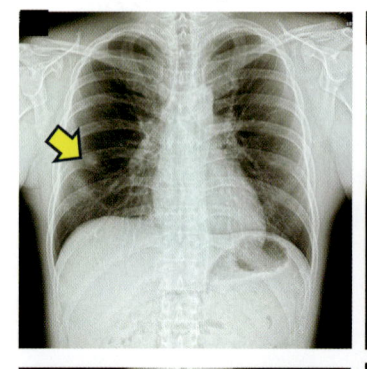
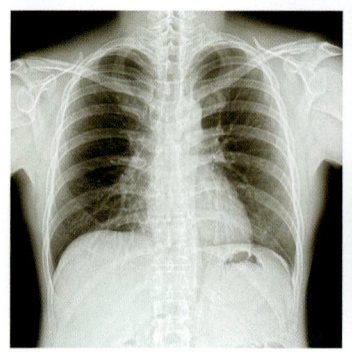
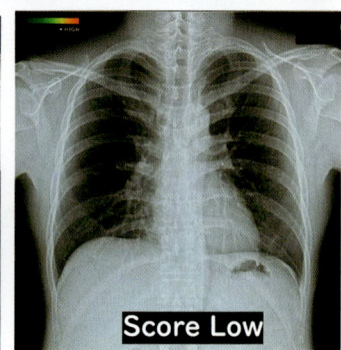

胸部X線　　**AI解析**

2024年10月

右中肺野に結節影を認め，AIも結節・腫瘤影（赤〜黄色）を検出

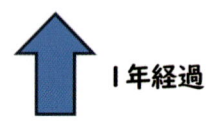

1年経過

2023年10月

明かな異常は認めず，AIも異常を検出しない

Score 83

Score Low

図115　胸部X線，AI解析（スコア83）の経時変化

症例74　60代，女性

診断：要精検（結節・腫瘤影，スコア49，レベル3）

　右上肺野の肋骨と重なる部位に大きさ約1.5 cmの小結節影を認める（**図116**→）。6カ月前の胸部X線では明らかな異常は認めない。AI解析では同部位に結節・腫瘤影としてスコア49の中等値（レベル3）を検出した。6カ月前のAIスコアはLowで，肺癌を疑い要精検とした（**図116**）。

胸部X線　　　　　AI解析

2024年10月

**右上肺野に結節影を認め，
AIも結節・腫瘤影（緑色）を検出**

6カ月経過

2024年4月

**明かな異常は認めず，
AIも異常を検出しない**

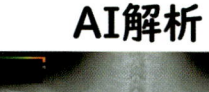
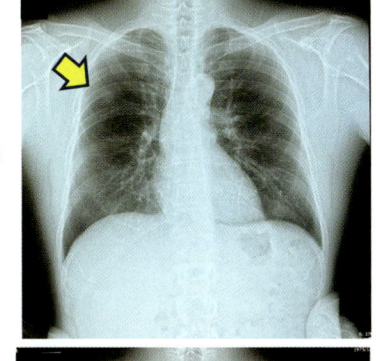
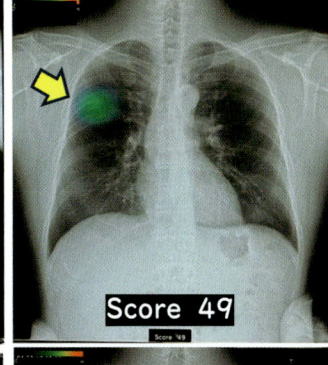
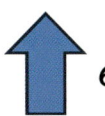
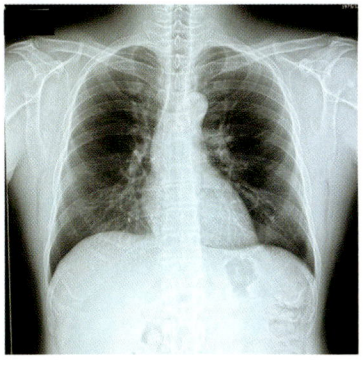
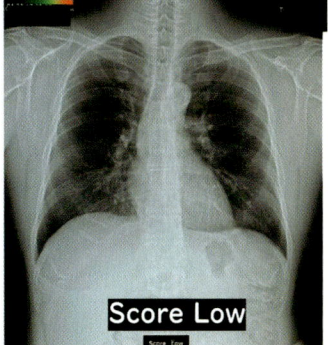

Score 49

Score Low

図116　胸部X線，AI解析（スコア49）の経時変化

症例75 50代，女性

診断：要精検（浸潤影，スコア96，レベル5）

　両下肺野の広範囲に浸潤影を認める（**図117**→）。3年前の胸部X線では異常を認めない。AI解析では同部位に浸潤影としてスコア96の高値（レベル5）を検出した。3年前のAIスコアはLowで，肺炎や悪性腫瘍を疑い要精検とした（**図117**）。

胸部X線　　**AI解析**

2024年10月

両下肺野に浸潤影を認め，
AIも高度の浸潤影（赤色）を検出

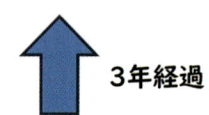
3年経過

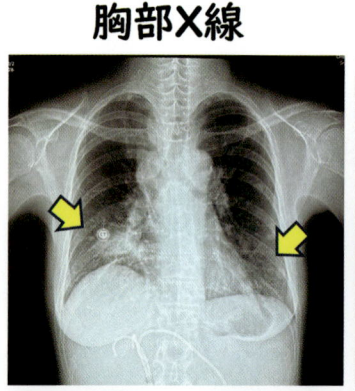
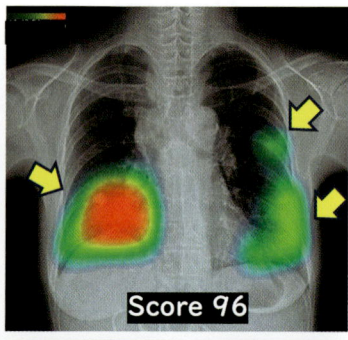

Score 96

2021年10月

明かな異常は認めず，
AIも異常を検出しない

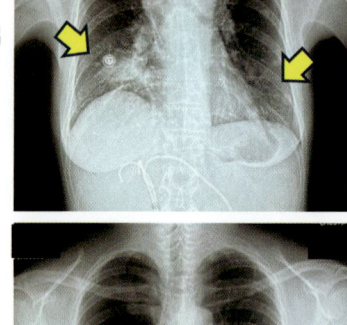
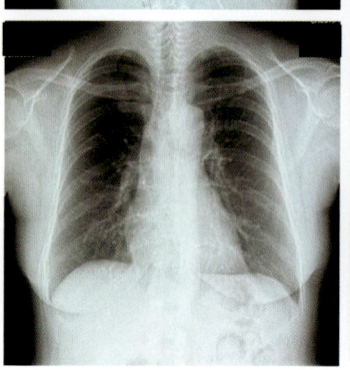
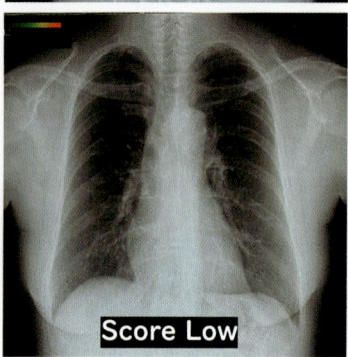

Score Low

図117 胸部X線，AI解析（スコア96）の経時変化

症例76　50代，女性

診断：要精検（結節・腫瘤影，スコア52，レベル3）

　左下肺野の心左縁の外側に大きさ約1 cmの小結節影を認める（**図118**→）。前年の胸部X線では明らかな異常は認めない。AI解析では同部位に結節・腫瘤影としてスコア52の中等値（レベル3）を検出した。前年はAIスコアLowで，肺癌を疑い要精検とした（**図118**）。

胸部X線　　　　AI解析

2024年10月

左下肺野に結節影を認め，
AIも検出（黄〜緑色）

1年経過

2023年10月

明かな異常は認めず，
AIも異常を検出しない

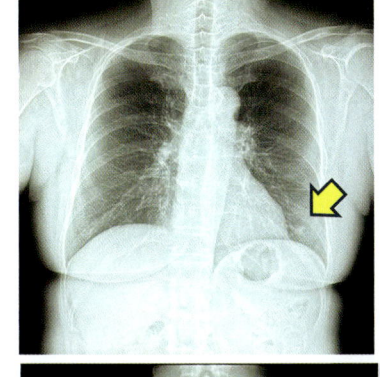
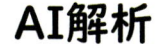
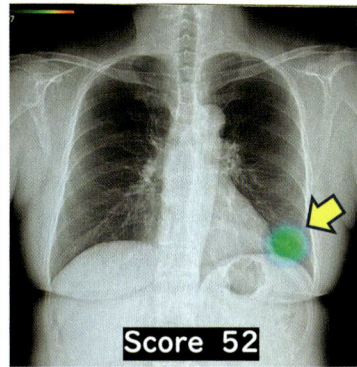
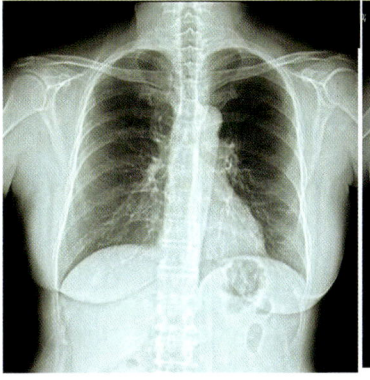
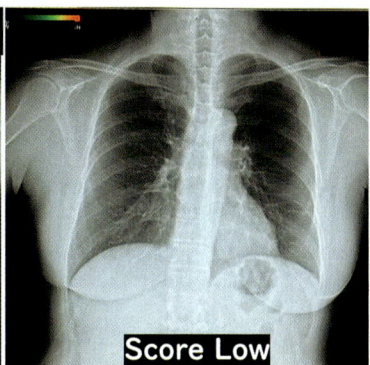

図118 胸部X線，AI解析（スコア52）の経時変化

症例77　60代，男性

診断：要精検（結節・腫瘤影，スコア88，レベル5）

　側弯症がある症例で，左第一肋骨頭と重なる部位に大きさ約1cmの結節影を認める（**図119**→）。明らかに左右差があり，前年の胸部X線ではやや淡く今回は増強している。AI解析では同部位に腫瘤・結節影としてスコア88の高値（レベル5）を検出した。前年のAIスコアは49の中等値であり，肺癌の可能性もあり，要精検とした（**図119**）。

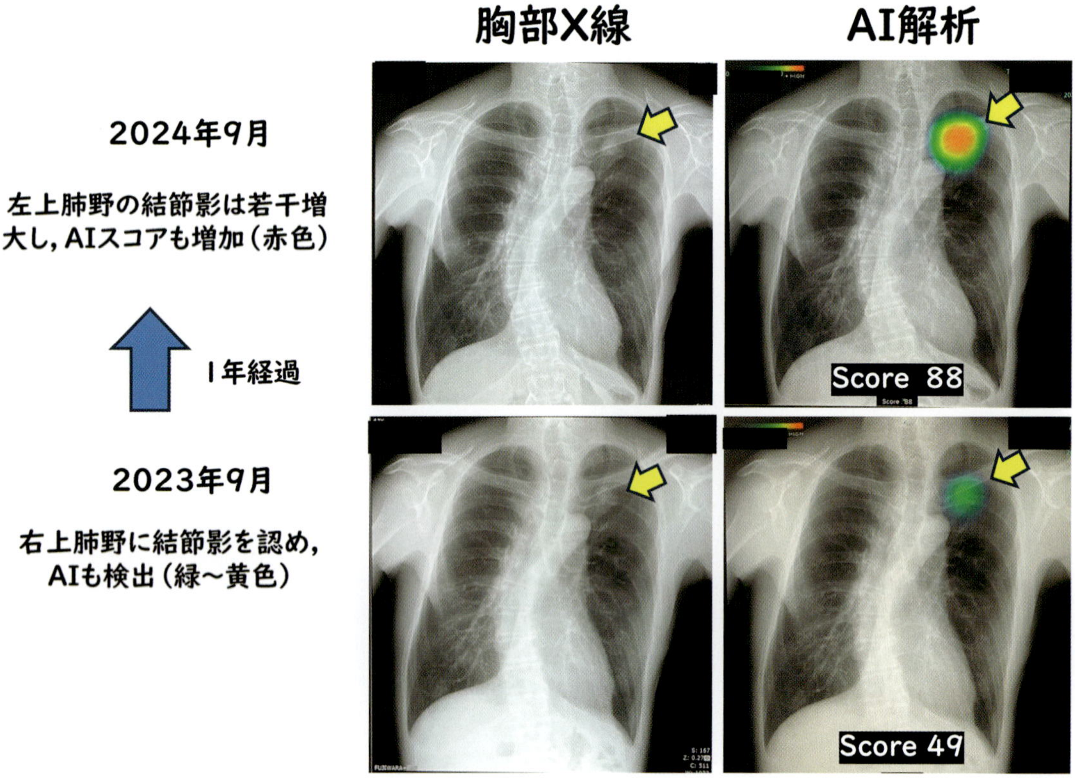

図119 胸部X線，AI解析（スコア88）の経時変化

症例78　50代，女性

診断：要精検（結節・結節影，スコア98，レベル5）

　右上肺野に大きさ約2cmの結節影を認め（**図120**→），前年と比較して若干増大している。AI解析では同部位に結節・腫瘤影としてスコア98の中等値（レベル5）を検出した。前年のAIスコアも97の高値であった。実はこの症例は前年も要精査となっていたが，精密検査を受診していなかった。この年も肺癌を疑い要精検とした（**図120**）。

胸部X線　　AI解析

2024年9月

右上肺野の結節影は若干増大し，AIスコアも増加（赤色）

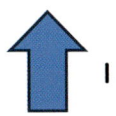

I年経過

2023年9月

右上肺野に結節影を認め，AIも検出（赤色）

要精査になるも受診せず

Score 98

Score 97

図120 胸部X線，AI解析（スコア98）の経時変化

症例79　50代，男性

診断：要精検（結節・腫瘤影，スコア58，レベル3）

　左下肺野に肺動脈と重なる部位に大きさ約1 cmの結節影を認める（**図121**→）。かなり見極めが難しい。前年の胸部X線では明瞭ではない。AI解析では同部位に腫瘍・結節影としてスコア58の中等値（レベル3）を検出した。前年のAIスコアはLowであり，肺癌の可能性もあり，要精検とした（**図121**）。

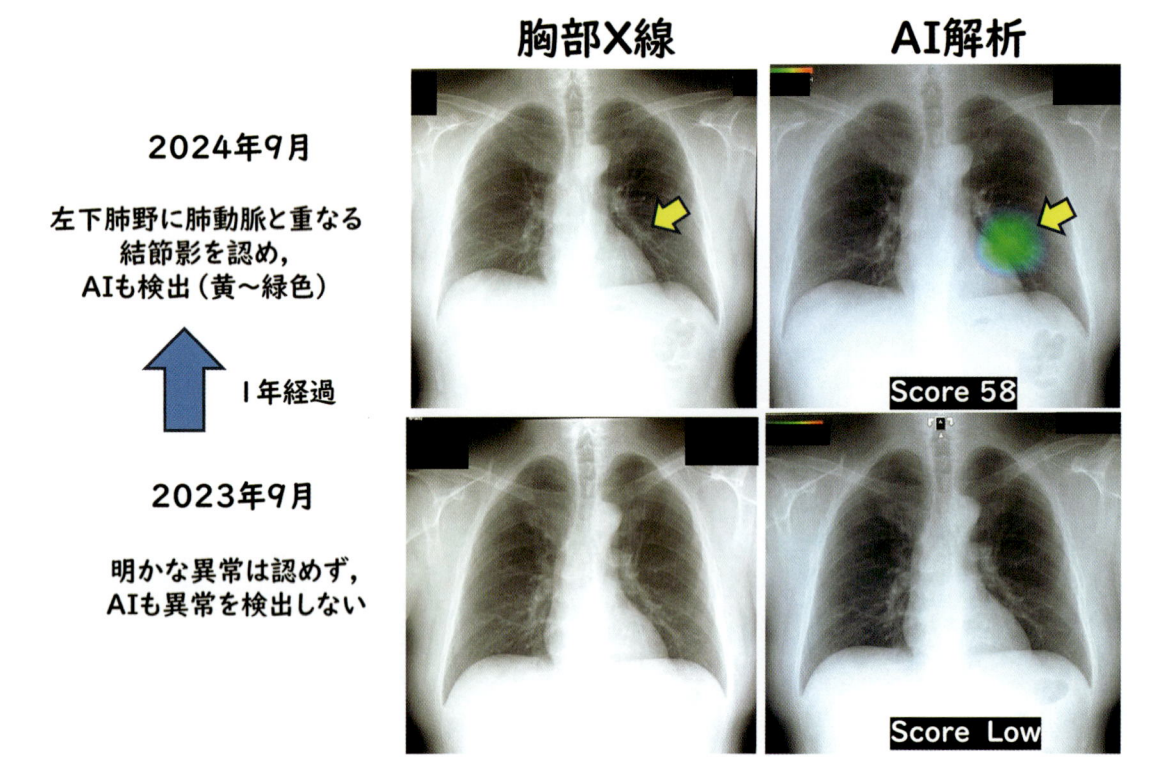

図121 胸部X線，AI解析（スコア58）の経時変化

症例80　50代，男性

診断：要精検（結節・結節影，スコア27，レベル1）

　右下肺野に心陰影と重なる大きさ約2.5 cmの結節影を認める（**図122→**）。5年前と比較して若干増大している。AI解析では同部位に結節・腫瘤影としてスコア27の低値（レベル1）を検出した。5年前のAIスコアも19の低値であった。この陰影は経年的に増大していたが，これまで要精査となっておらず，この度は陰影の緩徐な増大傾向と低値であるが増加しているスコアのため，縦隔腫瘍を疑い要精検とした（**図122**）。

胸部X線　　**AI解析**

2024年9月

右下肺野に心陰影と重なる結節影は増大を認め，AIスコア若干増加（青色）

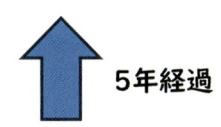

5年経過

2019年9月

右下肺野に心陰影と重なる結節影を認め，AIも検出（青色）

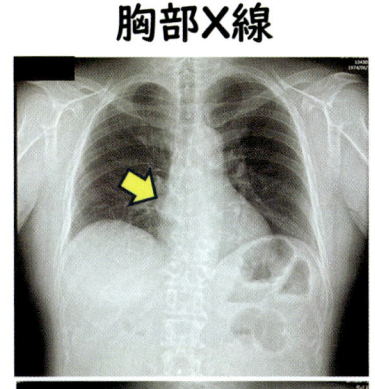
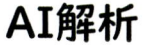
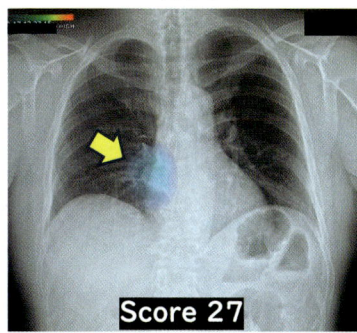
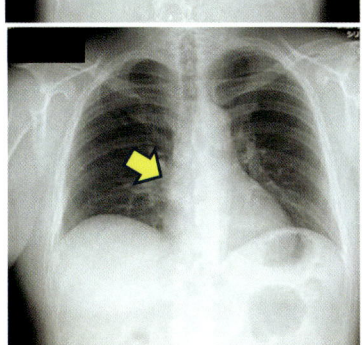
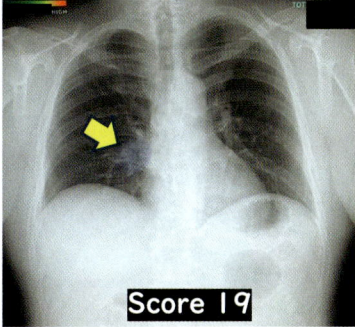

図122▶ 胸部X線，AI解析（スコア27）の経時変化

症例81　30代，女性

診断：要精検（結節・腫瘤影，スコア50，レベル3）

　右下肺野に大きさ約2cmの淡い索状の結節影を認める（**図123→**）。11カ月前と比較して明瞭化している。AI解析では同部位に結節・腫瘤影としてスコア50の中等値（レベル3）を検出した。前年のAIスコアはLowであり，肺炎や肺癌を疑い要精検とした（**図123**）。

胸部X線　　**AI解析**

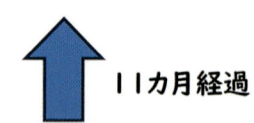

2024年10月

右下肺野に淡い索状の結節影
を認めAIも検出（黄〜緑色）

11カ月経過

2023年11月

明かな異常は認めず，
AIも異常を検出しない

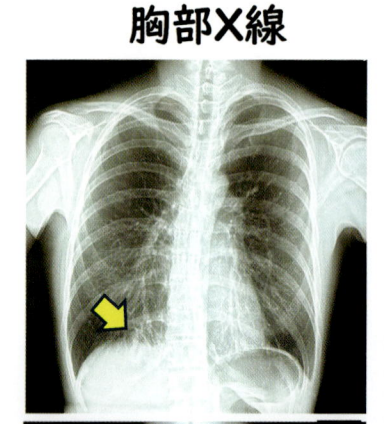
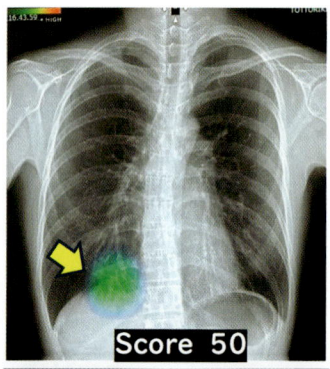
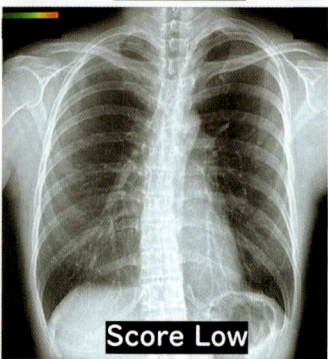

図123　胸部X線，AI解析（スコア50）の経時変化

症例82 60代，男性

診断：要精検（浸潤影，スコア91，レベル5）

　左下肺野に広範囲の浸潤影を認める（**図124**→）。7カ月前には明らかな異常は認めなかった。AI解析では同部位に浸潤影としてスコア91の高値（レベル5）を検出した。7カ月前にもわずかな浸潤影としてAIスコアも17の低値を検出していた。悪性腫瘍や肺炎を疑い要精検とした（**図124**）。

第5章　胸部X線診断補助装置（CXR-AID）を活用した胸部X線診断の100症例

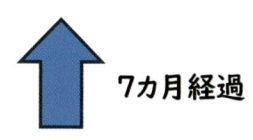

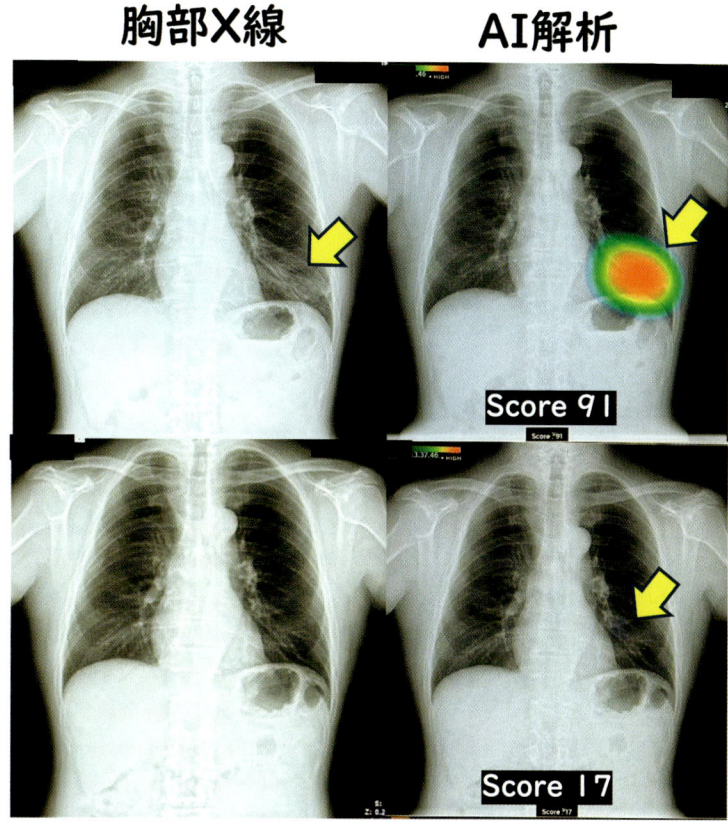

図124 ▶ 胸部X線，AI解析（スコア91）の経時変化

症例83　70代，男性

診断：要精検（浸潤影，スコア77，レベル4）

　両下肺野に広範囲の浸潤影を認める（**図125→**）。1年1カ月前には明らかな異常を認めず，AI解析では同部位に浸潤影としてスコア77の中等値（レベル4）を検出した。前年のAIスコアはLowであり，肺炎を疑い要精検とした（**図125**）。

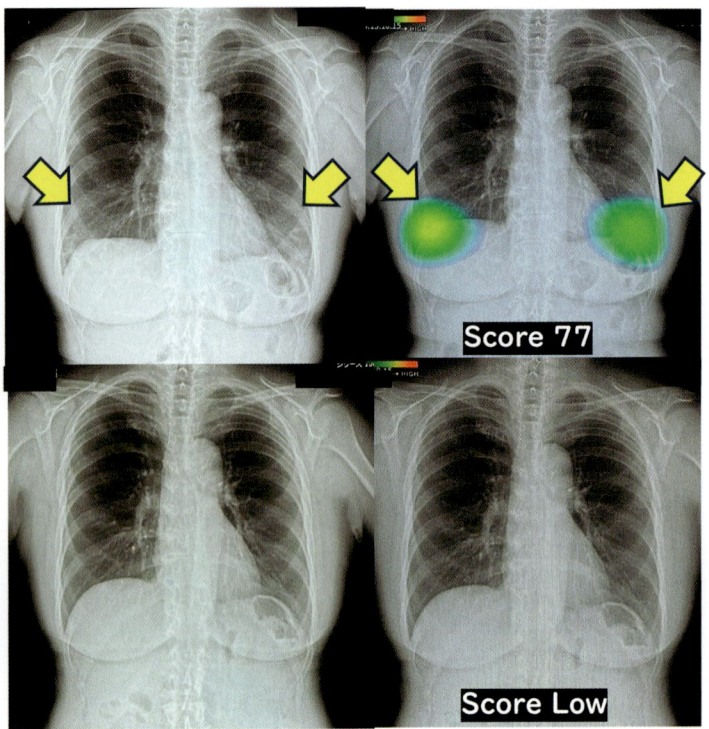

図125 ▶ 胸部X線，AI解析（スコア77）の経時変化

症例84　70代，男性

診断：要精検（結節・腫瘤影，スコア55，レベル3）

　左下肺野の肋骨と重なる部位に大きさ約1cmの結節・腫瘤影を認める（**図126→**）。1年前には明らかな異常は認めなかった。AI解析では同部位に結節・腫瘤影としてスコア55の中等値（レベル3）を検出した。前年はAIスコアLowであり，肺癌を疑い要精検とした（**図126**）。

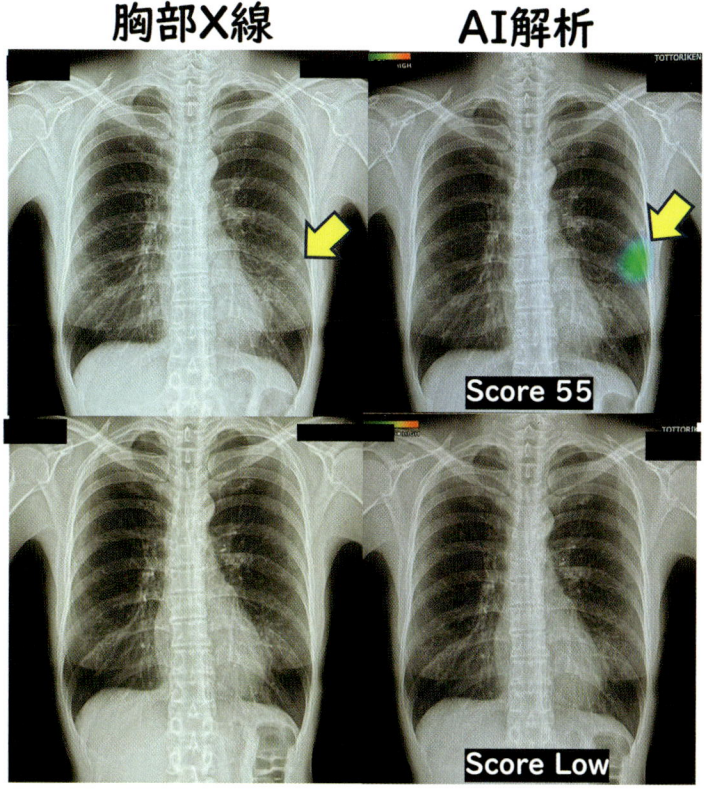

胸部X線　　　　　AI解析

2024年12月

左下肺野に結節・腫瘤影を
認めAIも検出（緑色）

1年経過

2023年12月

胸部X線では明かな異常を認
めず，AIも異常を検出しない

Score 55

Score Low

図126▶ 胸部X線，AI解析（スコア55）の経時変化

症例85　60代，男性

診断：要精検（浸潤影，スコア94，レベル5）

　両肺野に大小の結節・腫瘤影を多数認める（**図127**→）。2年1カ月前には明らかな異常を認めず，AI解析では両肺全体に浸潤影としてスコア94の高値（レベル5）を検出した。前回のAIスコアはLowであり，転移性肺腫瘍を疑い至急の要精検とした（**図127**）。本症例でAIは両肺野全体に広範囲の浸潤影のような異常を検出している。

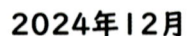

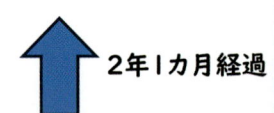

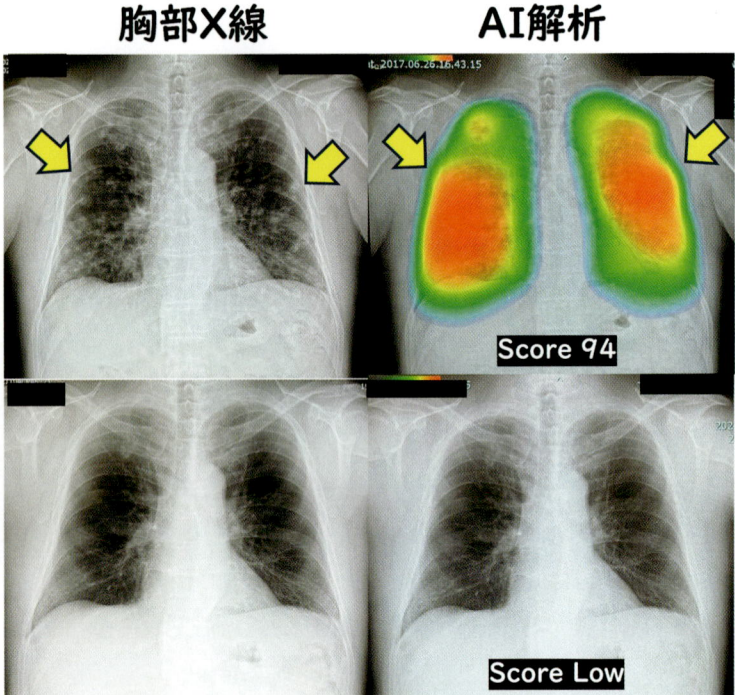

図127　胸部X線，AI解析（スコア94）の経時変化

症例86　90代，男性

診断：要精検（結節・腫瘤影，スコア94，レベル5）

　左肺野に多発の結節・腫瘤影を認める（**図128→**）。前年も肺門陰影が気になるが明らかとはいえない。AI解析では同部位に結節・腫瘤影としてスコア94の高値（レベル5）を検出した。前年のAI解析では右下肺野，左肺門部に結節・腫瘤影としてスコア60を検出しており，肺癌を疑い要精検とした（**図128**）。

2024年10月

左肺野に多発の結節・腫瘤影を認めAIも検出（赤色）

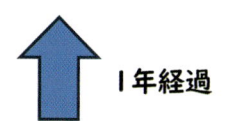

1年経過

2023年10月

胸部X線では明かな異常を認めず，AIでは右下肺野，左肺門部に結節・腫瘤影を検出（緑～黄色）

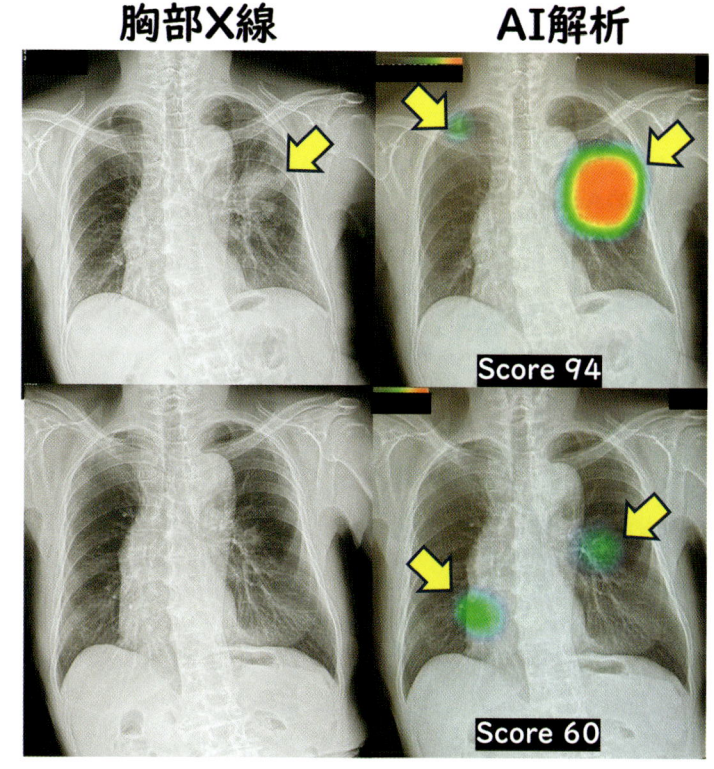

図128▶ 胸部X線，AI解析（スコア94）の経時変化

症例87 60代，男性

診断：要精検（結節・腫瘤影，スコア48，レベル3）

　右上肺野の縦隔側に大きさ約2.5 cmの結節・腫瘤影を認める（**図129→**）。3年前よりも明瞭化している。AI解析では同部位に結節・腫瘤影としてスコア48の中等値（レベル3）を検出した。3年前はAIスコアLowであり，肺癌を疑い要精検とした（**図129**）。

2024年12月

右上肺野縦隔側に結節・腫瘤影を認めAIも検出（緑〜黄色）

3年経過

2021年12月

胸部X線では明かな異常を認めず，AIも異常を検出しない

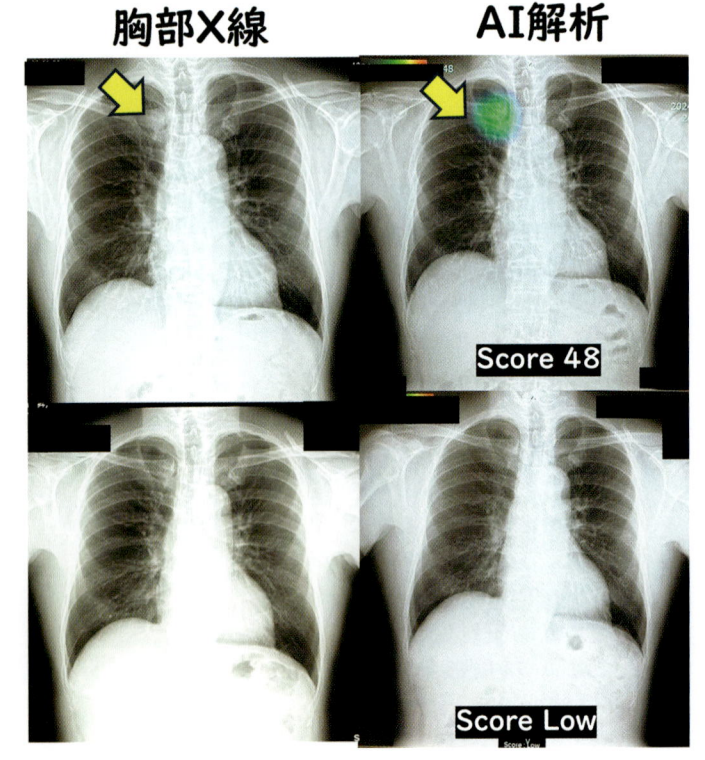

図129 胸部X線，AI解析（スコア48）の経時変化

AI解析が有用で，要精査とした症例（比較読影なし）

過去写真との比較がない場合は，判定に苦慮するがAIスコア値は参考になる。

症例88　50代，女性

診断：要精検（結節・腫瘤影，スコア92，レベル5）

　左下肺野心陰影の外側に淡い結節・腫瘤影を認める（**図130→**）。AI解析では同部位に結節・腫瘤影としてスコア92の高値（レベル5）を検出した。比較がなく判断に苦慮するが，AIスコアが非常に高値のため，肺癌を疑い要精検とした（**図130**）。

胸部X線

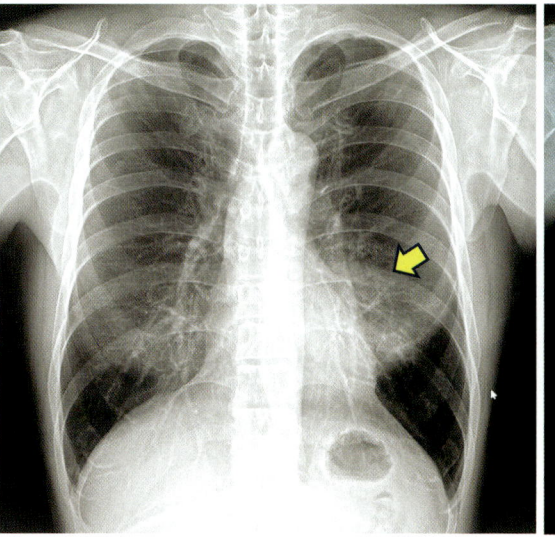

右肺門部に肺動脈と重なる結節影

AI解析

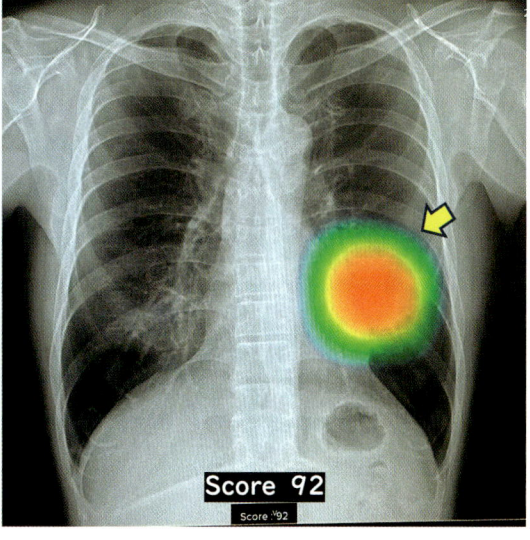

Score 92

右肺門部に結節・腫瘤影（赤色）を検出

図130 ▶ 胸部X線，AI解析（スコア92）

症例89　50代，女性

診断：要精検　（結節・腫瘤影，スコア95，レベル5）

　右肺門部の腫大があり，難しいが結節影が隠れているようにみえる（**図131**→）。AI解析では同部位に結節・腫瘤影としてスコア95の高値（レベル5）を検出した。比較写真がなく判断に苦慮するが，AIスコアが非常に高値のため，肺癌を疑い要精検とした（**図131**）。

胸部X線

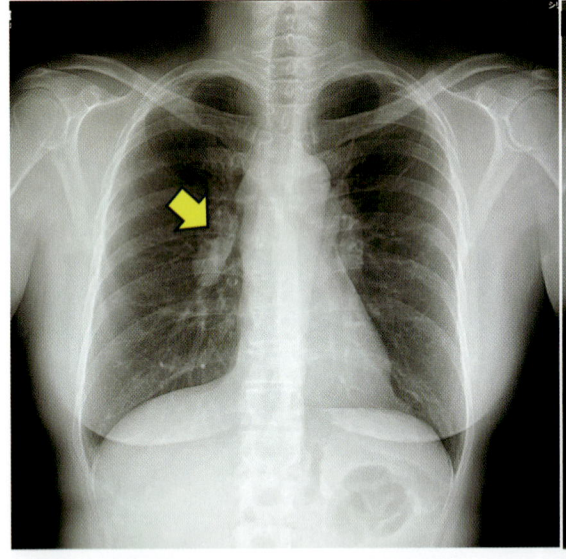

右肺門部に肺動脈と重なる結節影

AI解析

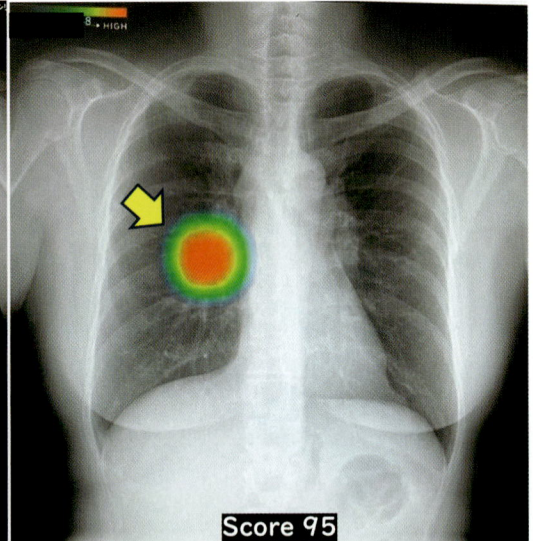

右肺門部に結節・腫瘤影（赤色）を検出

図131 ▶ 胸部X線，AI解析（スコア95）

症例90　10代，男性

診断：要精検（気胸，スコア98，レベル5）

　左上肺野にエアースペースを認め，肺虚脱を疑う（**図132**→）。AI解析では同部位に気胸としてスコア98の高値（レベル5）を検出した。I度の軽度気胸と考えられるが，AIは気胸描出に大変秀でている。左気胸として要精検とした（**図132**）。

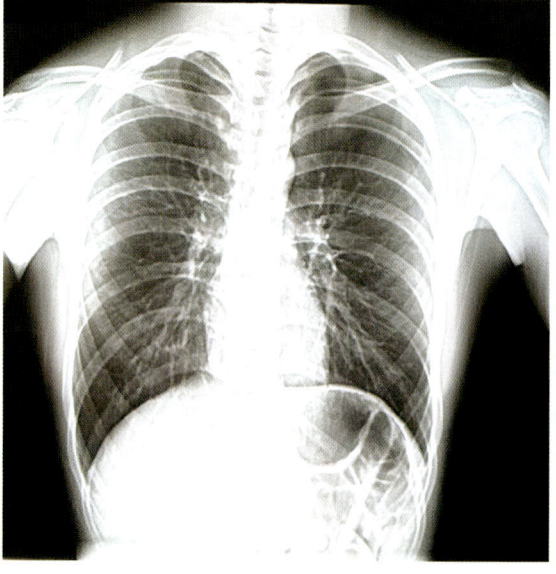

胸部X線

一見見逃すが，よく観察すれば左気胸を認める

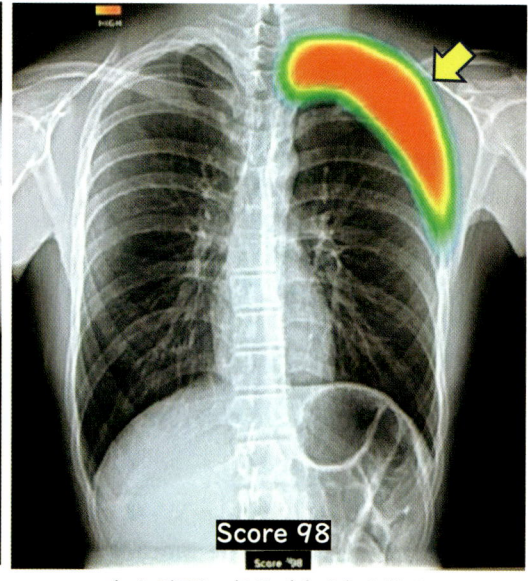

AI解析

左上肺野に気胸（赤色）を検出

図132 ▶ 胸部X線，AI解析（スコア98）

症例91　30代，女性

診断：要精検（結節・腫瘤影，スコア29，レベル1）

　右下肺野に空同様の結節影を認める（**図133→**）。AI解析では比較写真もなく同部位に結節・腫瘤影としてスコア29の低値（レベル1）を検出した。意外な低スコアであるが，読影医としては炎症性腫瘤，肺癌を疑い要精検とした（**図133**）。

胸部X線　　　　　**AI解析**

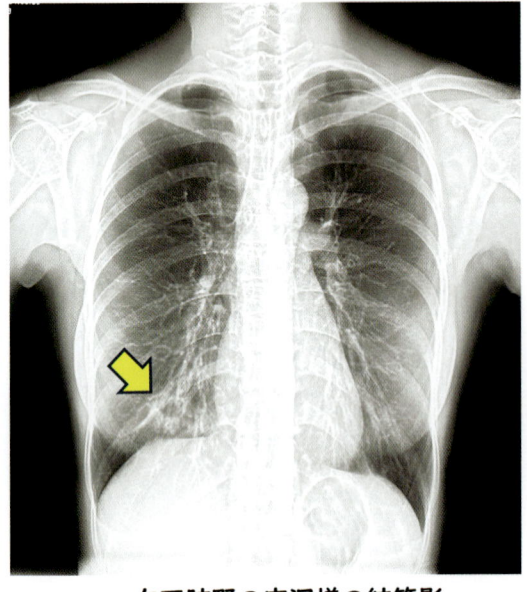
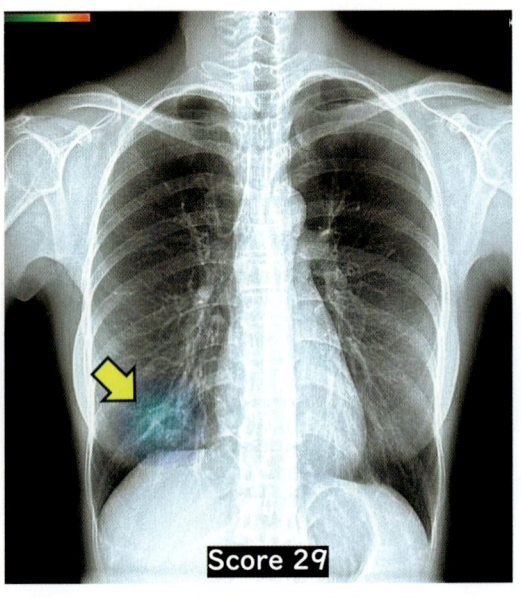

右下肺野の空洞様の結節影　　　右下肺野にわずかな異常所見（青〜緑色）を検出

図133▶ 胸部X線，AI解析（スコア29）

AI解析で検出されるも非精査とした症例

症例92　60代，男性，石綿・塵肺健診

診断：非精検（結節・腫瘤影，スコア18，レベル1）

　胸部X線では明らかな異常は認めないが，石綿・塵肺健診は第2章（p.17）でも解説したように，条件が異なり肺野の陰影がみやすくなっている。AI解析では左肺門部にわずかな結節・腫瘤陰影としてスコア18の低値（レベル1）を検出した（**図134→**）。スコアは低値であり，明らかな異常所見とはみえないため非精検とした（**図134**）。

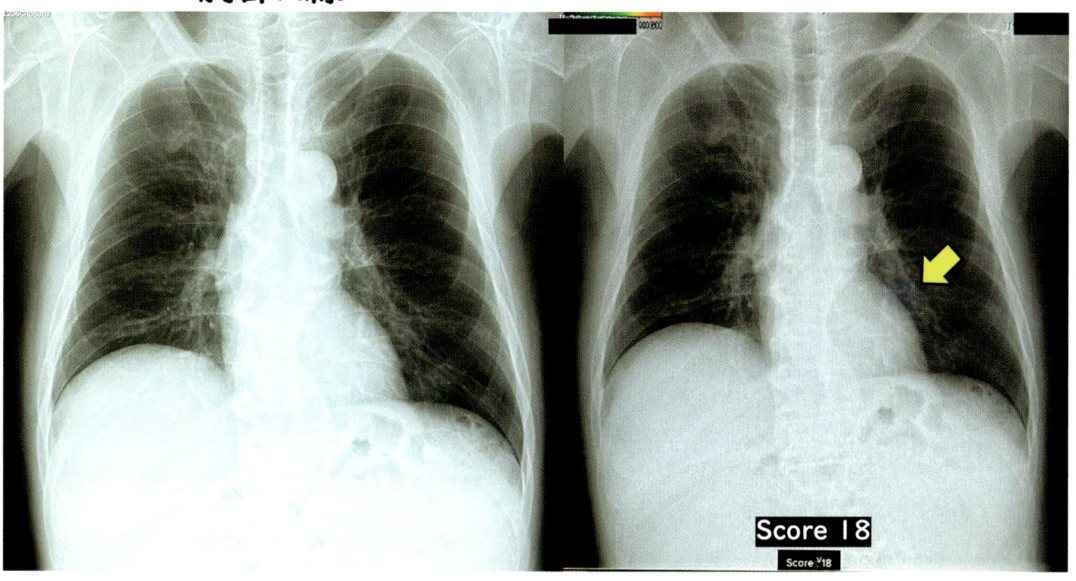

胸部X線　　　　　　　　　　AI解析

明かな異常を認めない　　　　左下肺野にわずかな結節・腫瘤影（青色）を検出

図134▶ 胸部X線，AI解析（スコア18）

症例93　60代，男性，石綿・塵肺健診

診断：非精検（結節・腫瘤影，スコア24，レベル1）

　症例92と同様に胸部X線では明らかな異常は認めないが，AI解析では右上肺野と下肺野にわずかな結節・腫瘤陰影としてスコア24の低値（レベル1）を検出した（**図135→**）。スコアは低値であり，明らかな異常所見とみえないため非精検とした（**図135**）。

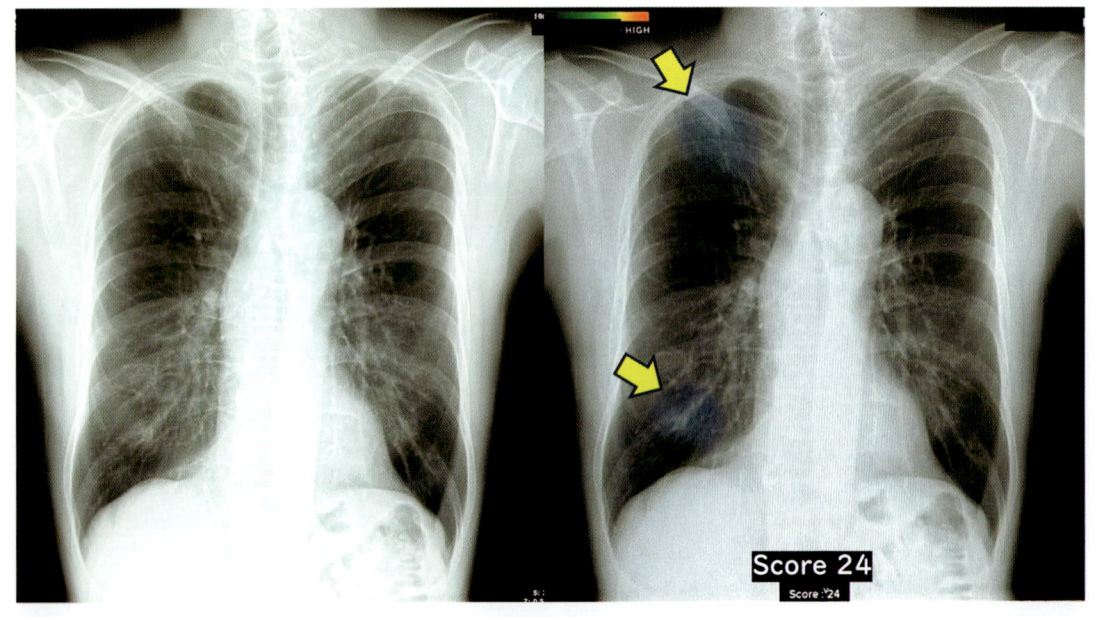

胸部X線　　　　　　　　　　　　　　　　　　**AI解析**

明かな異常を認めない　　　　　　右上・下肺野にわずかな結節・腫瘤影（青色）を検出

図135▶ 胸部X線，AI解析（スコア24）

症例94　50代，女性

診断：非精検（結節・腫瘤影，スコア95，レベル5）

　胸部X線で両下肺野の乳頭陰影が目立つが，前年度と同様であり（**図136→**），明らかな異常は認めない。AI解析では乳頭部に結節・腫瘤陰影としてスコア95の高値（レベル5）を検出した。AIは明らかに乳頭を指摘したものであり，非精検とした（**図136**）。

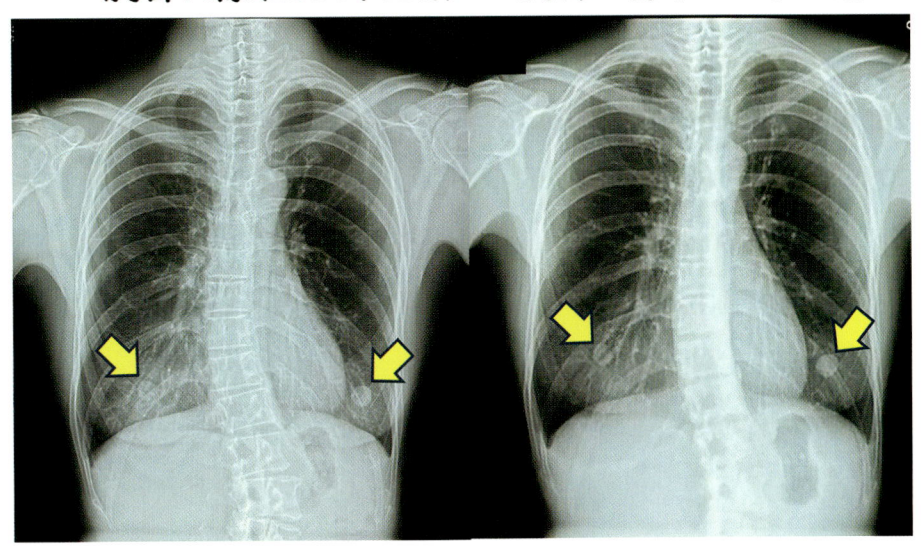

胸部X線（2024年12月）　　胸部X線（2023年12月）

両下肺野に結節影を認め，乳頭陰影を疑う（経年変化なし）

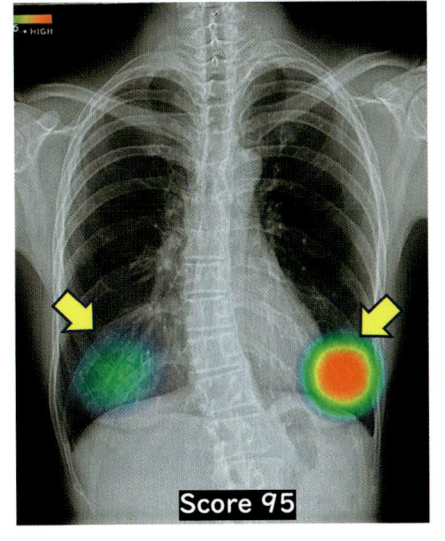

AI解析（2024年12月）

Score 95

両下肺野の結節・腫瘤影（赤色）を検出

図136 胸部X線，AI解析（スコア98）

症例95　60代，男性

診断：非精検（結節・腫瘤影，スコア89，レベル5）

　左下肺野に石灰化陰影があるが（**図137→**）前年度と変化なく，明らかな異常は認めない。AI解析では石灰化部位を結節・腫瘤影としてスコア89の高値（レベル5）を検出した。前年度は結節・腫瘤陰影としてスコア96とさらに高値を検出しており，明らかに石灰化を指摘したものであるため，非精検とした（**図137**）。

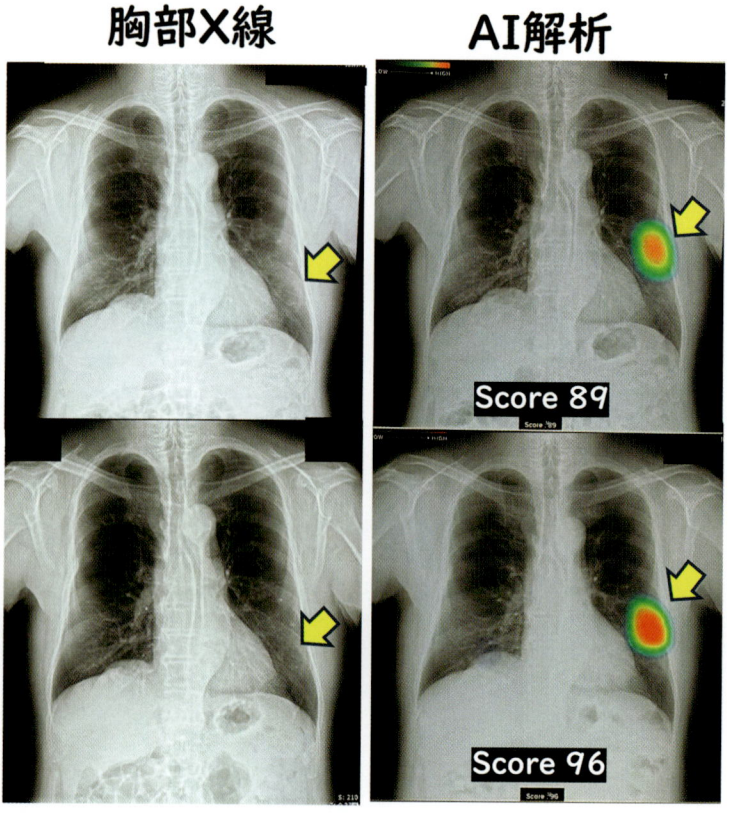

図137 ▶ 胸部X線，AI解析（スコア89）

特殊症例（老健施設での健診）

症例96　70代，女性，老健施設入所者

診断：要精検（結節・腫瘤影，スコア47，レベル3）

　胸部X線で左上肺野の大動脈弓外側に結節影を認める（**図138→**）。前年度よりも明らかに増大している。AI解析では同部位と左下肺野に結節・腫瘤陰影としてスコア47の中等値（レベル3）を検出した。撮影条件など難しい判断だが，肺癌を疑い要精検とした（**図138**）。

胸部X線

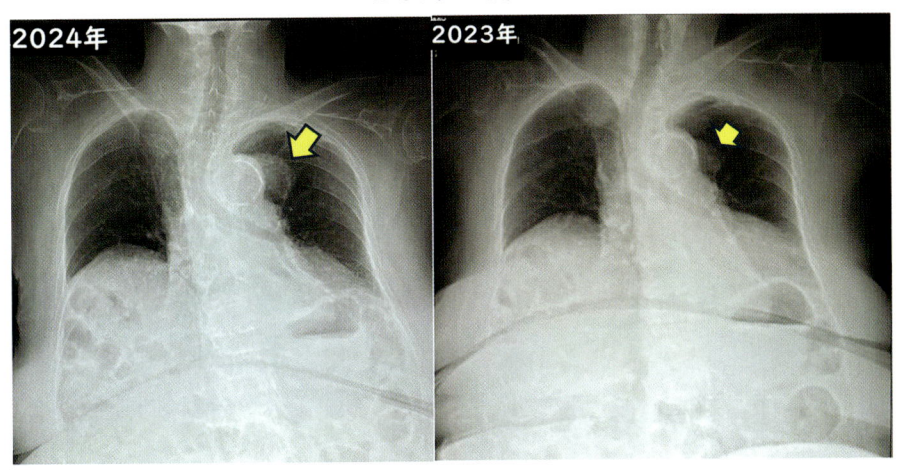

左上肺野の結節・腫瘤影を認め，昨年の胸部X線から増大している

AI解析

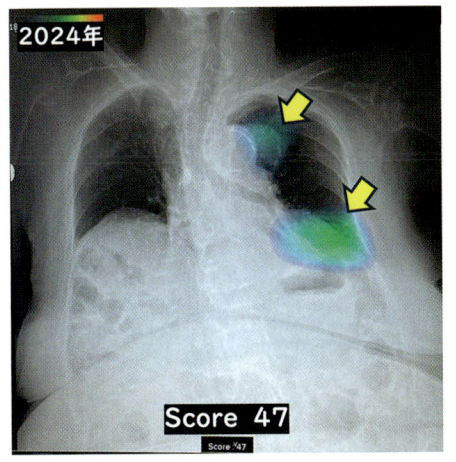

左上肺野と下肺野に結節・腫瘤影
（青～緑色）を検出

図138 胸部X線，AI解析（スコア47）

症例97　100代，男性，老健施設入所者

診断：要精検（結節・腫瘤影，スコア80，レベル5）

　両下肺野に浸潤影と肋骨横隔膜角の鈍化を認め（図139→），前年度と比較して悪化している。AI解析では同部位に浸潤影としてスコア80の高値（レベル5）を検出した。肺炎の悪化を疑って要精検とした（図139）。

胸部X線

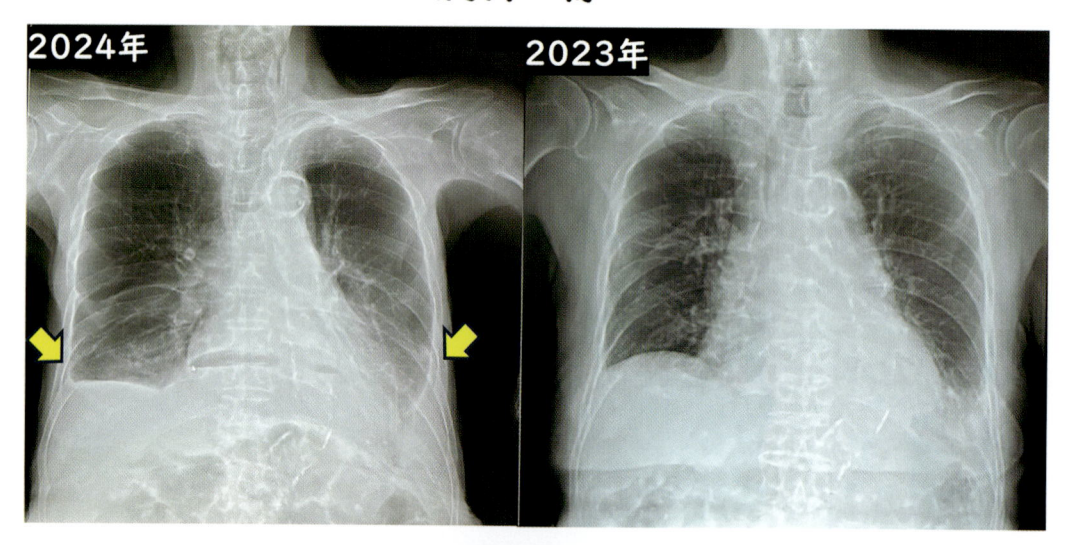

両下肺野の浸潤影と胸水貯留を認め，昨年の胸部X線から悪化している

AI解析

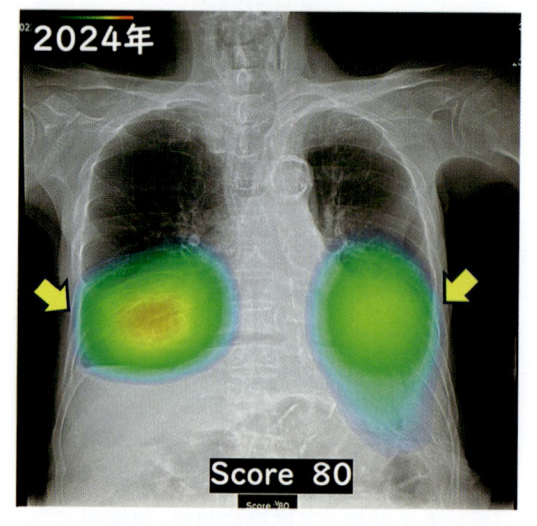

両下肺野に浸潤影（緑〜黄色）を検出

図139　胸部X線，AI解析（スコア80）

症例98　80代，女性，老健施設入所者

診断：非精検（結節・腫瘤影，スコア95，レベル5）

　胸部X線で左上肺野と下肺野に石灰化を伴う硬化性陰影を認め（**図140→**），前年度と変化はない。AI解析では同部位に結節・腫瘤陰影としてスコア95の高値（レベル5）を検出した。陳旧性の陰影と判断し，非精検とした（**図140**）。

胸部X線

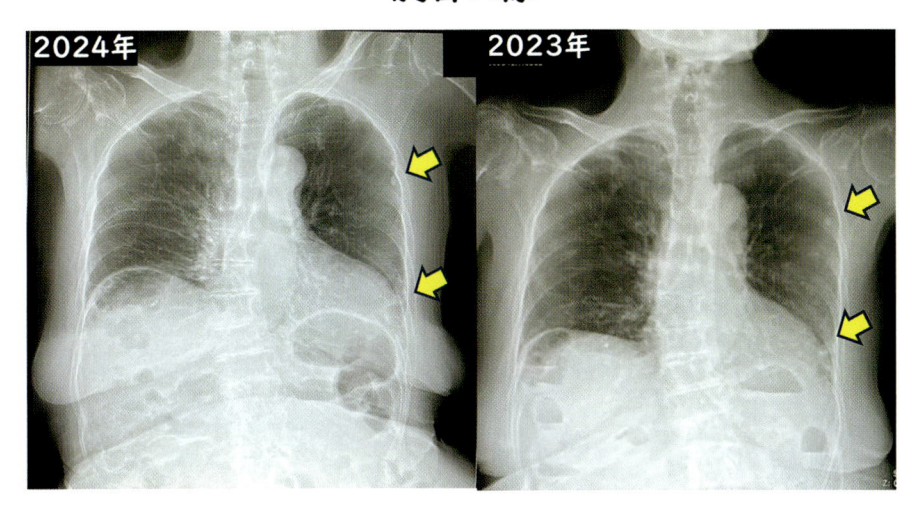

左上肺野，下肺野にに石灰化を伴う硬化性陰影を認め，昨年の胸部X線でも変化なし。

AI解析

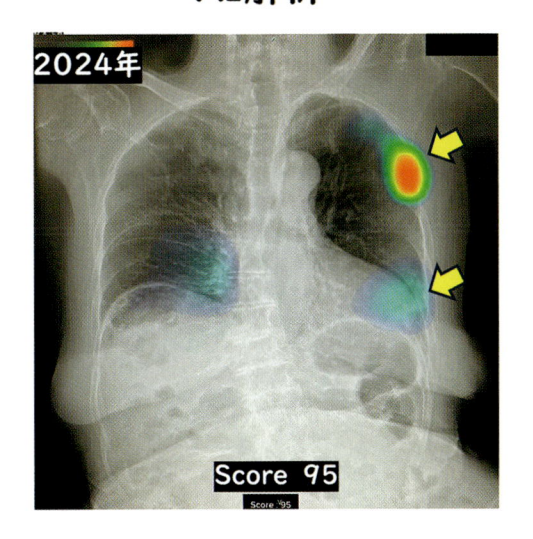

左上肺野に結節・腫瘤影（赤色），両下肺野に淡い浸潤影（青色）を検出

図140 胸部X線，AI解析（スコア95）

症例99 90代，女性，老健施設入所者

診断：非精検（結節・腫瘤影，スコア58，レベル3）

　縦隔の心陰影と重なる部位にニボー像を伴う腫瘤影を認め（**図141**→），食道裂孔ヘルニアと考えられる。前年度と比較して変化はない。AI解析では同部位に結節・腫瘤影としてスコア58の中等値（レベル3）を検出した。AIが食道裂孔ヘルニアを検出したもの判断し，非精検とした（**図141**）。

胸部X線

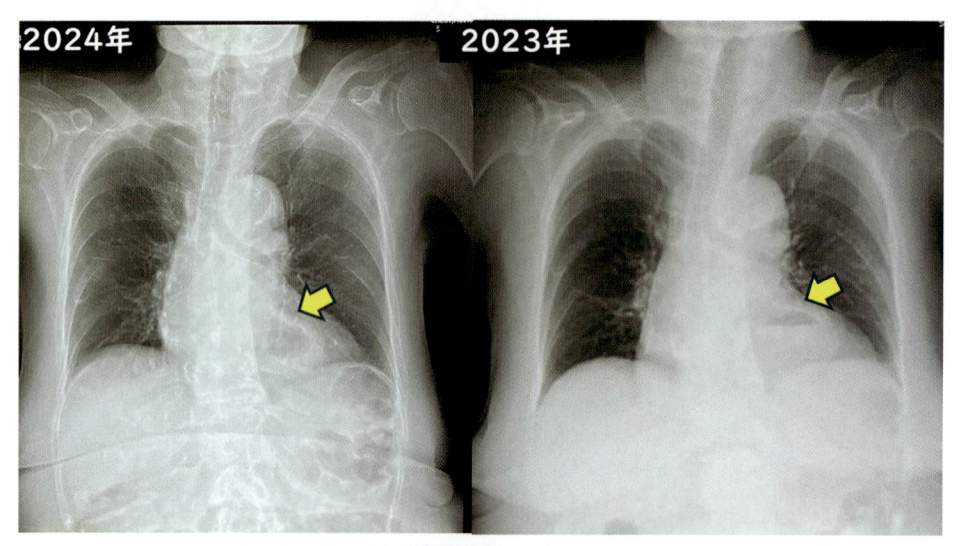

下縦隔にニボー像を伴う腫瘤影を認め，昨年の胸部X線でも変化なし。
食道裂孔ヘルニアを疑う

AI解析

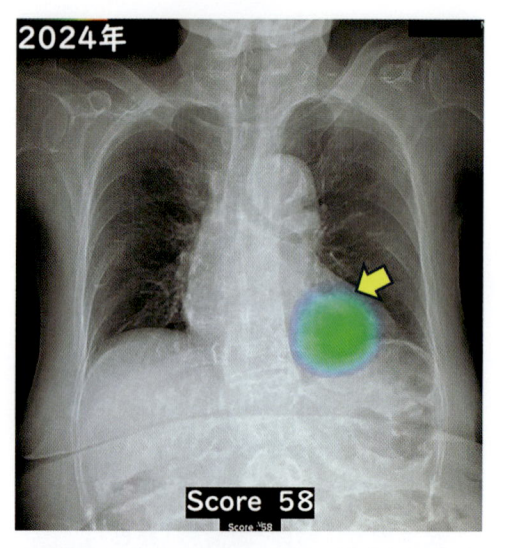

下縦隔に結節・腫瘤影（緑〜黄色）を検出

図141 ▶ 胸部X線，AI解析（スコア58）

症例100　60代，女性，老健施設入所者

診断：要精検（結節・腫瘤影，スコア73，レベル4）

右下肺野に浸潤影を認めた（**図142→**）。前年度には明らかな異常はなく，新たに出現した陰影と考えられる。AI解析では同部位に浸潤影としてスコア73の中等値（レベル4）を検出した。肺炎を疑い要精検とした（**図142**）。

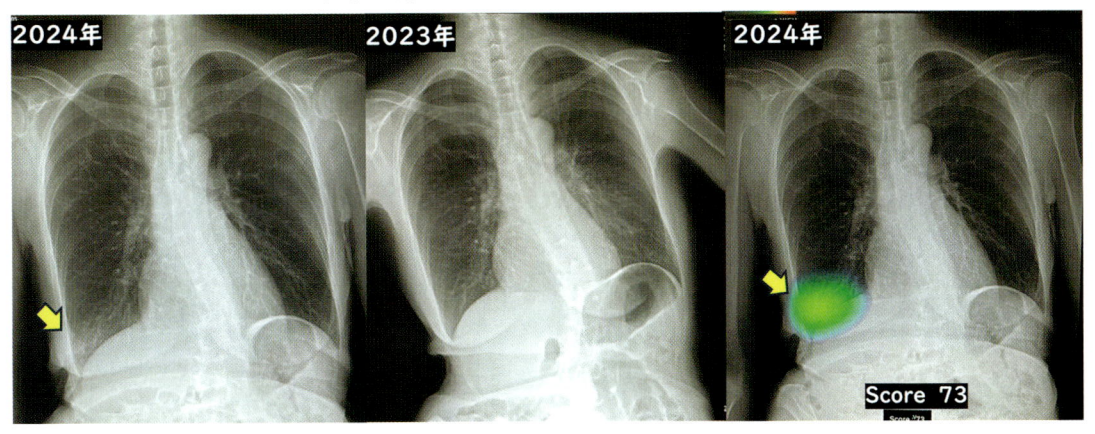

胸部X線　　　　　　　　　　　　　**AI解析**

右下肺野に浸潤影が出現した，昨年の胸部X線では異常なし
肺炎を疑う

右下肺野に浸潤影（緑〜黄色）を検出

図142 ▶ 胸部X線，AI解析（スコア73）

AI解析の悩ましいポイント　老健施設の入所者に対する健診

老健施設の入所者は高齢で，基礎疾患を有しており，通常の読影でも難しい。第4章でも述べたが，胸部X線診断補助装置であるAIが解析しても当然難しい。体位も変形が多く，AIが異常所見として検出する率はきわめて高くなる。

AIも十分に学習していないと思われ，多数の異常所見を検出してくるなかで，読影医は所見の取捨選択が重要となる。

第6章

AIを活用した胸部X線診断補助装置の将来展望

胸部X線診断補助装置の展望

　AIによる胸部X線診断補助装置は，エルピクセル株式会社が最初に発売を開始して本書刊行時点でもうすぐ5年が経過する。わが国の3社では，現在までによりよいAIの活用を目指してたびたび改良が加えられてきたが，まだまだ十分とはいえない。

　AIは高い潜在能力を有し，深層学習によってどんどん進化している。胸部X線診断においては，そもそも限界があるので完璧を期すことはできないが，より有益な診断装置にするために実際に活用している現場から改良して欲しい項目を要望していく必要があるだろう。本章ではこれまでにどのような改良が行われ，将来どのようにしていくべきかを展望する。

AIを活用した胸部X線診断補助装置の改良

　AIは異常所見を検出してくれるが，その大きさや範囲はあてにならず，過去の胸部X線との比較も正確ではない。エルピクセル株式会社では異常所見として囲った枠に大きさも明記して，過去からの増大や縮小傾向が経時的にわかるように工夫している（**図144**）。もちろん胸部CTほどの精度はないが，比較できる点では有用である。

　AIを導入して胸部X線診断の補助ができるようになったのにもかかわらず，残念ながら読影医がAI診断の結果を確認していないケースもときに見受けられる。富士フイルム株式会社では，AIが異常所見を検出した症例では，結果が未確認の場合にはアラートを出す機能を追加した。これにより読影医が多忙のためにAIの確認をうっかり忘れて画面を閉じた場合でも，AIが異常所見を検出していればアラートで知らせてくれる。このようにAIを診断補助として確実に活用できるシステムに改良が加えられている。

　また，コニカミノルタ株式会社の「CXR Finding-i」は，結節影，腫瘤影，浸潤影を検出するが，感度を上げると病変ではない骨や血管と重なった影も病変候補としてマーキングしてしまうため，偽陽性率が増加して診断効率が下がることになる。そこで，病変を見逃さずに感度は維持したままで，病変のない正常部位は正常であると診断して特異度を上げる改良を加えた。その結果，感度は，結節・腫瘤影で84%，浸潤影で85%，特異度は全体で88%（従来69%）と大きく改良されている（**図145**）。

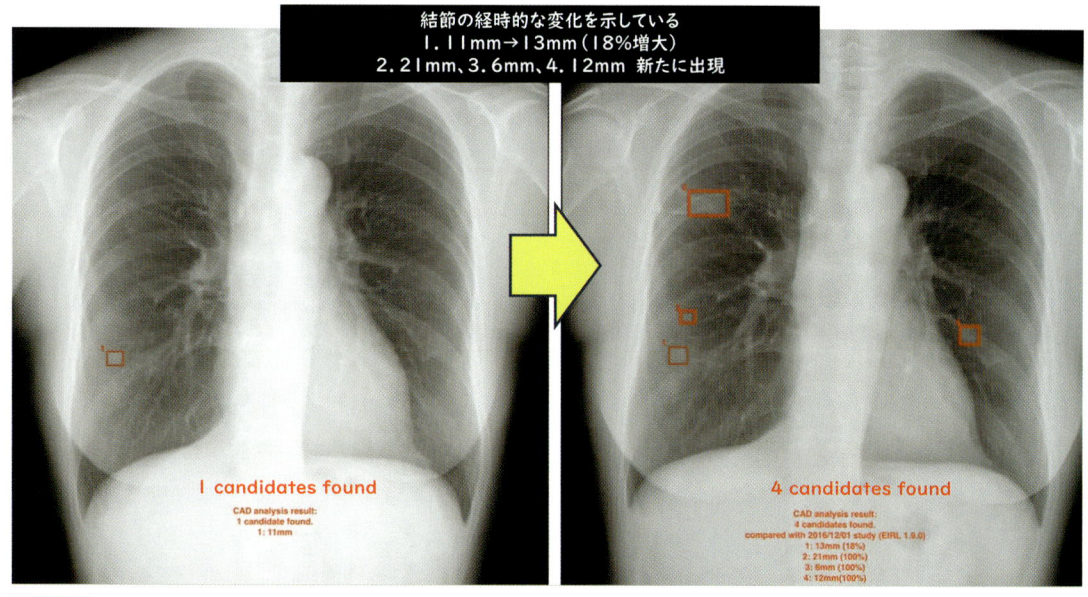

図144 エルピクセル株式会社「EIRL（ヱイル）」における経時的変化率の表示

エルピクセル株式会社資料より許可を得て引用

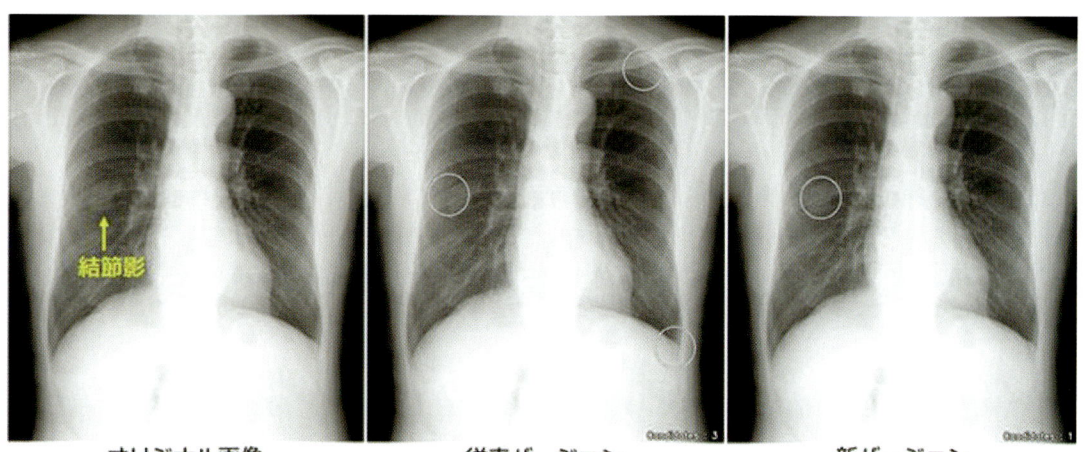

図145 コニカミノルタ社「CXR Finding-i」における特異度の改良

konicaminolta News Release より許可を得て引用

現在のAIを活用した胸部X線診断補助装置において改良が期待されること

　AIを活用した胸部X線診断補助装置には，今後さらに改良を求めたい。筆者が希望している項目を図146に一覧を示したので，以下にその詳細を付記する。

1. AIの読影で検出された所見が，結節・腫瘤影か浸潤影か，気胸か表示できる機能
2. AIの読影で複数ヵ所の異常が検出されたときに，それぞれのAIスコアが別々に表示できる機能
3. AIが異常を指摘した陰影の大きさの経時的変化率の表示してくれる機能
4. AIが異常を指摘した陰影が，どのような病変を疑うか表示してくれる機能
5. 肺門部陰影について感度を上げて異常を明示できる機能
6. 健診受診者リストにおけるAI判定の一覧表示機能
7. 正常構造物を異常所見として検出せず，感度を維持したまま特異度を上げる機能

図146 AIを活用した胸部X線診断補助装置に期待する今後の改良点

1. AIの読影で検出された所見が，結節・腫瘤影か浸潤影か，気胸か表示できる機能
2. AIの読影で複数ヵ所の異常が検出された際に，それぞれのAIスコアが別々に表示できる機能（なお，以上の2つについては，富士フイルム株式会社にすでに実装できるよう開発中と聞いている）
3. AIが異常を指摘した陰影の大きさの経時的変化率を表示してくれる機能。これについては，エルピクセル株式会社が先行して進んでいるので，他社も是非検討して欲しい。
4. AIが異常を指摘した陰影が，どのような病変を疑うか表示してくれる機能。これはハードルが高いかもしれないが，大変重要であり，肺癌を強く疑う画像かどうか，良性の石灰化や硬化性陰影かどうかなど，示唆してもらえるコメントが付加できるとより有益である。少なくとも，結節・腫瘤影と浸潤影の区別はできたほうが望ましい。
5. 肺門部の陰影について感度を上げて異常を描出できる機能。是非これは改良して欲しい。これまで肺門部の陰影が陰性になりやすい症例をしばしば経験し，特に富士フイルム株式会社のCXR-AIDではスコアが低値にでる傾向を痛感している。肺門部の肺癌や縦隔腫瘍を見落とさないためにも工夫が必要である。
6. 健（検）診受診者リストにおけるAI判定の一覧表示機能。健（検）診でたくさんの胸部X線を読影していると，受診者一覧のリストからAIが所見ありと検出した症例とそのスコアが一度に表示できると後の振り返りにも大変便利と感じる。しかしながら，この機能が付加されることで，AIによる診断はセカンドリーディングで行うという原則が守られなくなる懸念が生じるため，現状ではなかなか困難であると聞いている。
7. 正常構造物（乳頭，血管など）を異常所見として検出しないように，感度を維持したまま特異度を上げる機能。これはこの度コニカミノルタ株式会社で改良が加えられし，エルピクセル株式会社も積極的に取り組んでいる。臨床現場が望む大変よい取り組みである。

以上のほかにも，理想のAI診断を目指すためにはこれからも継続した改良を行う必要がある。そのためには，AIにどのような症例を用いて深層学習をさせて診断の根拠を示すようにしているかというブラックボックス的な問題点も解決できるように努めていくことが大切となる。

Column　AIを活用した胸部X線診断補助装置の検診システムへの応用

　富士フイルム株式会社では検診システムへの応用を目指して，検診データのデジタル化とAIの活用を同時に行えるように，SYNAPSE検診所見入力オプションMC-Rを開発している（**図147**）。

　このソフトウェアを用いると胸部X線検診の所見がすべてデータ管理できるだけでなく。肺癌・胃癌・乳癌などの多岐にわたる検診業務における各種画像の読影ワークフローを効率化できる点で有用と考えられる。

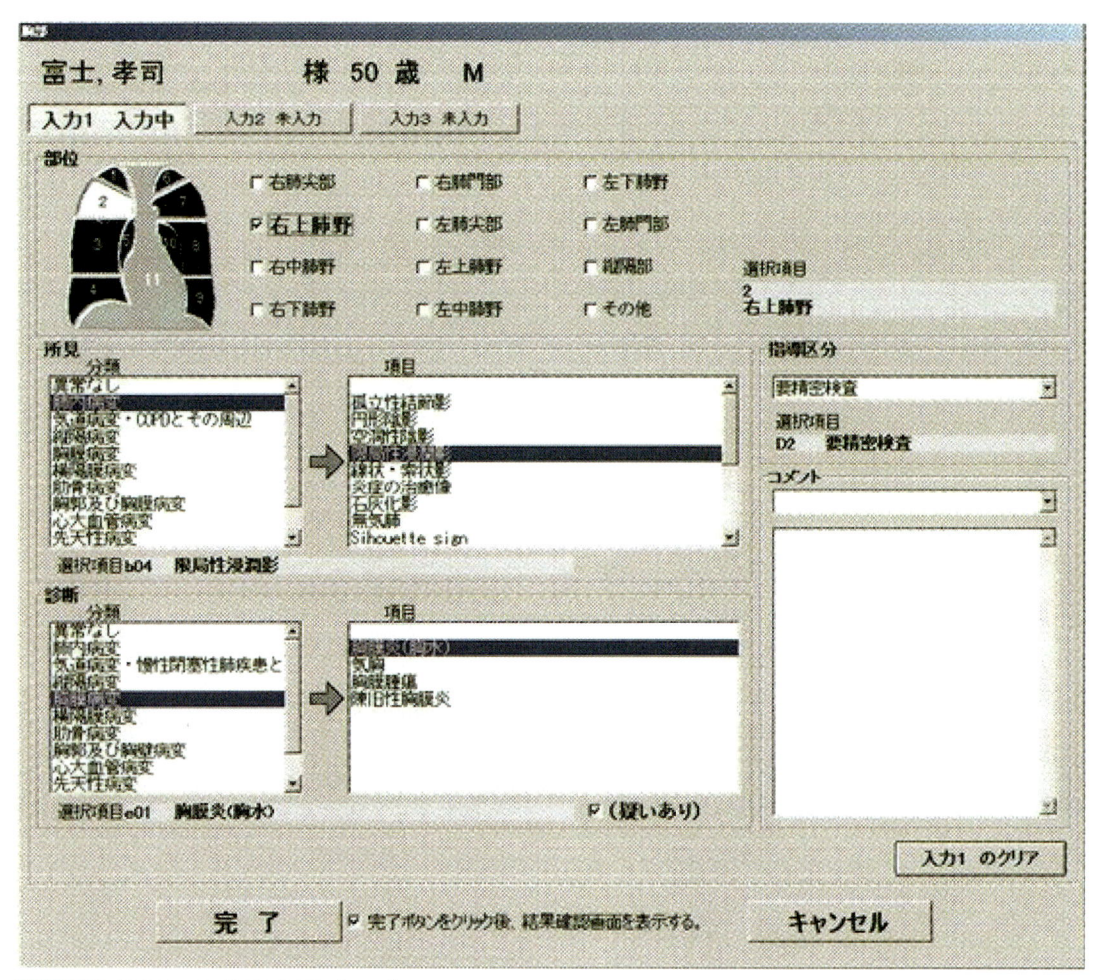

図147　SYNAPSE検診所見入力オプションMC-R

富士フイルム株式会社資料より許可を得て引用

AIによる胸部X線診断補助装置にどこまでの精度を求めるか？

　今後は，もちろんAIの改良により診断精度の向上が期待されるが，そもそも胸部X線写真の読影には限界があるなかで，どこまで求めていくかがポイントになる。

　図148に日本放射線技術学会（JSRT）が公開しているデータセット（標準デジタル画像データベース［胸部腫瘤陰影像］）による肺結節影の検出精度を示した。難易度を5段階に分類するなかで，AIはレベル3（Subtle）に相当する画像を確実に検出できることが，まずは必要となるだろう。これは専門医レベルの読影力であり，肺がん検診では見落として欲しくないというレベルだからである。

　当然ながらAIの感度を上げていけば検出率はよくなるが，偽陽性も増えることになって効率が落ちるため，特異度を維持したままで感度を上げていく改良が求められる。

　参考までに，すでにエルピクセル株式会社のEIRLではレベル3の感度を90.0％，特異度を87.0％に改良し（**図149**），専門医レベルを超える素晴らしい精度を示している。今後は各社のさらなる精度向上が期待される。

難易度	難易度の目安 （データセット構築及び評価に参加した医師の指標）	感度 （JSRT読影医による）
5.　Obvious 　　（もっとも簡単）	・絶対落としてはいけない明らかなもの ・医師でなくても見ればわかるもの	99.58%
4.　Relatively Obvious 　　（比較的簡単）	・ObviousとSubtleの中間の難易度	92.6%
3.　Subtle 　　（検出が困難）	・専門医はわかるレベルだが，一般医は見落とす可能性あり ・肺がん検診では見落として欲しくない	75.7%
2.　Very Subtle 　　（検出が非常に困難）	・一般医にも見つけて欲しいが，見落としても仕方ない	54.7%
1.　Extremely Subtle 　　（検出が極めて困難）	・CT画像と合わせて後から見るとわかるレベル ・専門医（放射線科医，呼吸器内科医）でも見落とす	29.6%
特異度	・正常例を正しく正常例と判断	80.9%

図148 　**日本放射線技術学会（JSRT）による肺結節影の検出精度**
　（社）日本放射線技術学会（JSRT）が公開しているデータセット（標準ディジタル画像データベース［胸部腫瘤陰影像］）から引用

難易度	難易度の目安 （データセット構築および評価に参加した医師による指標）	感度		
		JSRT 読影医	2020年8月 リリースモデル	2021年9月 リリースモデル
5：Obvious（最も簡単）	・絶対落としてはいけない明らかなもの ・医師でなくても見れば分かるもの	99.6%	100.0%	100.0%
4：Relatively Obvious	・Obvious と Subtle の中間の難易度	92.6%	94.6%	97.4%
3：Subtle（中程度）	・専門医は分かるレベルだが，一般医は見落とす可能性あり ・肺癌検診では見落としてほしくない	75.7%	81.6%	90.0%
2：Very Subtle	・一般医にも見つけてほしいが，見落としても仕方がない	54.7%	37.9%	62.1%
1：Extremely Subtle （最も難解）	・CT画像と合わせて後から見ると分かるレベル ・専門医（放射線科医および呼吸器内科医）でも見落とす	29.6%	20.0%	16.0%
特異度		80.9%	81.7%	87.0%

図149 **エルピクセル株式会社 EIRL の新旧モデルの比較試験**

2023年8月，検出感度をより向上させた新モデルを日本国内で販売開始している。

エルピクセル株式会社資料より許可を得て引用

胸部X線読影の実力試し：
AIにチャレンジしてみよう！

「敵を知り己を知らば」

　本章では，「AIを味方にすれば胸部X線の読影力は格段に向上する」ことを実感していただくために，胸部X線読影の難しさと面白さを体現できる10症例を用意した。

　胸部X線で肺癌を見落とすことは，胸部X線読影の限界症例を除いて絶対に避けたい。今回は10症例すべてを原発性肺癌として，私見ではあるが読影の難易度を5段階（★の数で難易度増加）で表示してみた。症例順に難易度が上がっていく。★★★★の難易度までは，確実に読影しなければならない。

　まずは胸部X線を自力で読影した後に，次頁にあるAIの解析，胸部CT，PET所見と解答・解説を確認してみてほしい。AIの解析力にチャレンジして，胸部X線読影における己の実力を知ることで，孫子の兵法曰く"百戦危うからず"の読影医を目指していただきたい。

本項で取り上げる原発性肺癌症例の読影難易度

★	・・・・・　JSRTの難易度レベル5相当
★★	・・・・・　JSRTの難易度レベル4相当
★★★	・・・・・　JSRTの難易度レベル3相当
★★★★	・・・・・　JSRTの難易度レベル3相当
★★★★★	・・・・・　JSRTの難易度レベル2相当

＊JRST：（社）日本放射線技術学会（第6章 p.148で記載）
　（JRSTの難易度レベル3までは，肺がん検診では見落として欲しくない画像である）

症例1（読影難易度★）：60代 女性

問題：検診で異常陰影を指摘された。胸部X線でどこに異常があるだろうか？

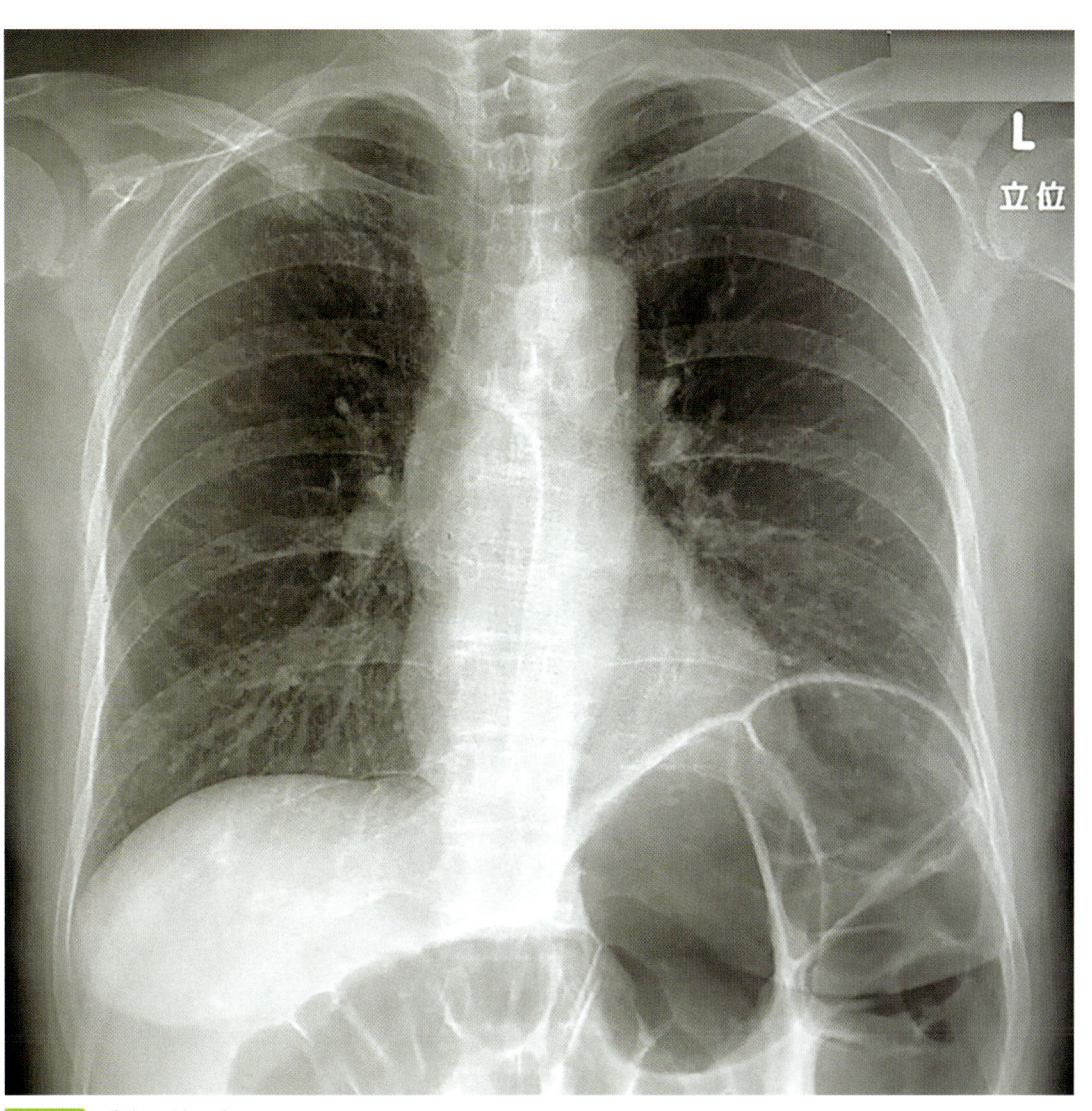

図150 胸部X線写真
（解答・解説は次頁）

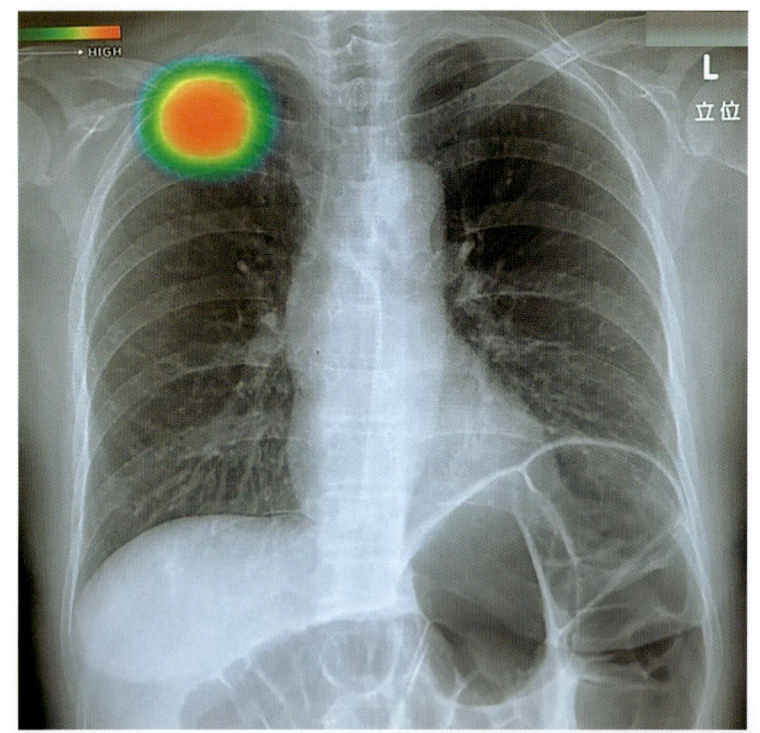

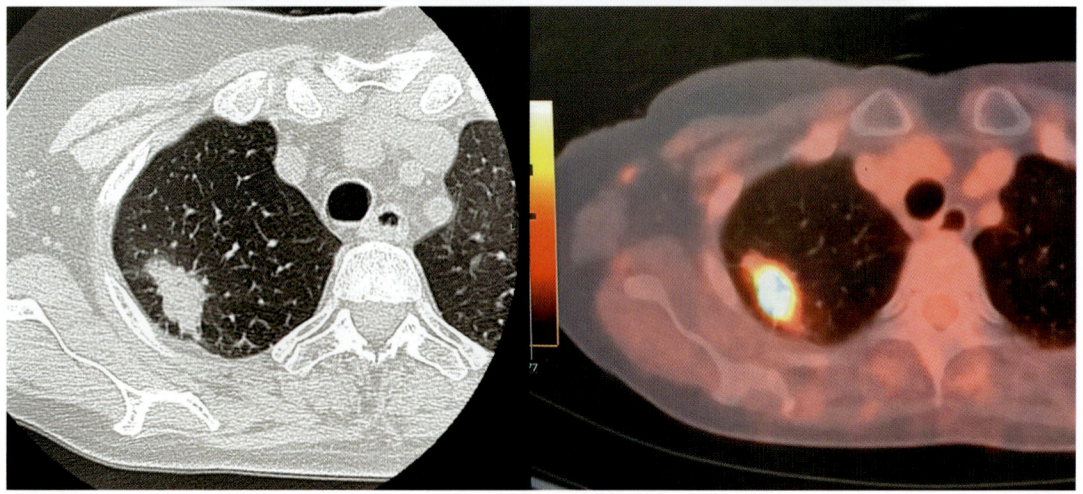

図151 AI解析，胸部CT，PET所見

【解答】右肺上葉腺癌

【解説】検診の胸部X線で，右鎖骨と重なる部位に結節影を指摘された。腸管ガスが多く左横隔膜の挙上がある。本陰影はこれだけ左右差が明瞭であれば見逃しは許されないだろう。AIはスコア95（レベル5）を検出しており，胸部CT，PETでも肺癌を強く疑う。気管支鏡検査で右肺上葉の腺癌と診断された。

症例2（読影難易度★）：80代 男性

問題：高脂血症でかかりつけの開業医の胸部X線で異常陰影を指摘された。
どこに異常があるだろうか？

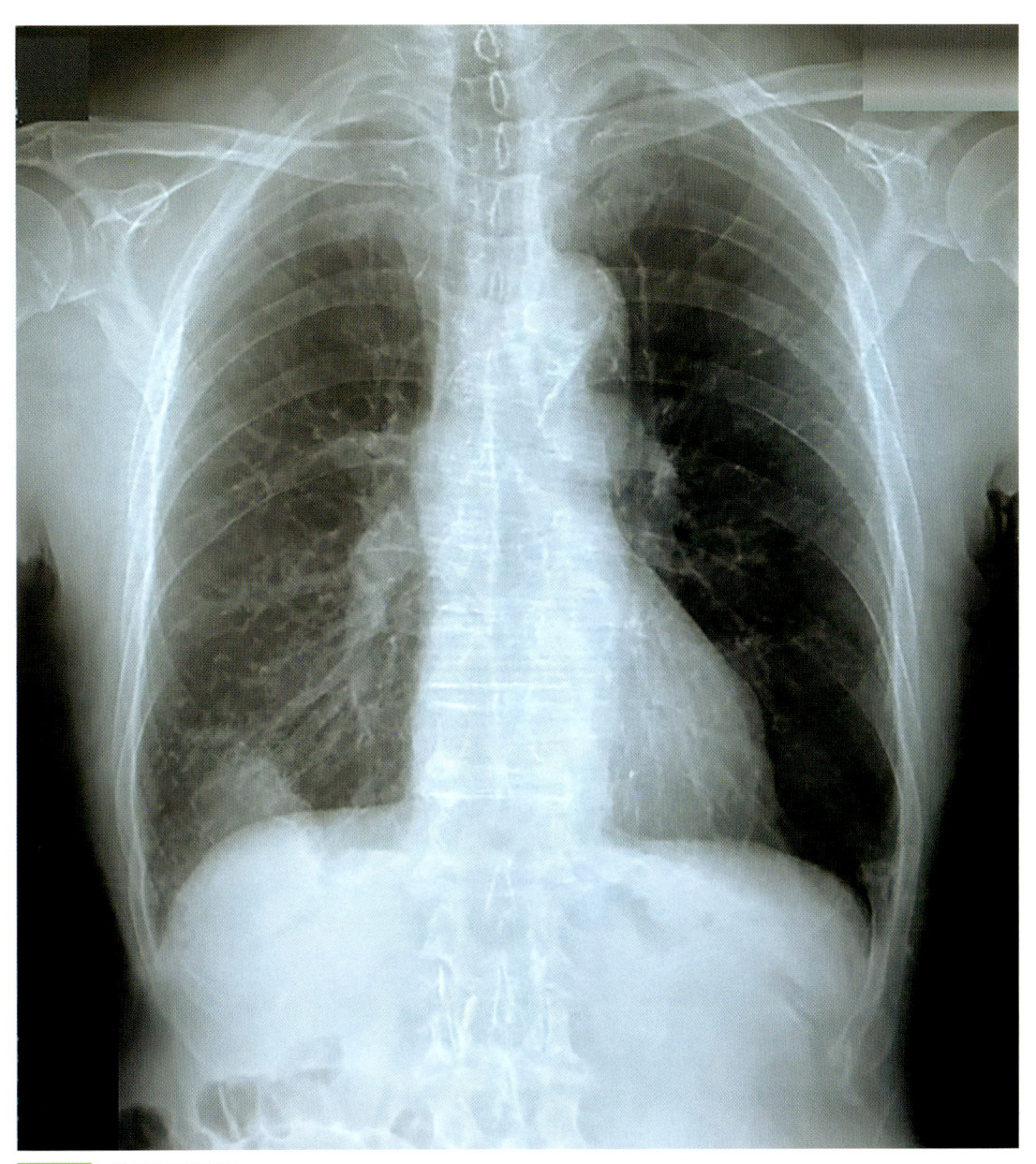

図152 ▶ 胸部X線写真
（解答・解説は次頁）

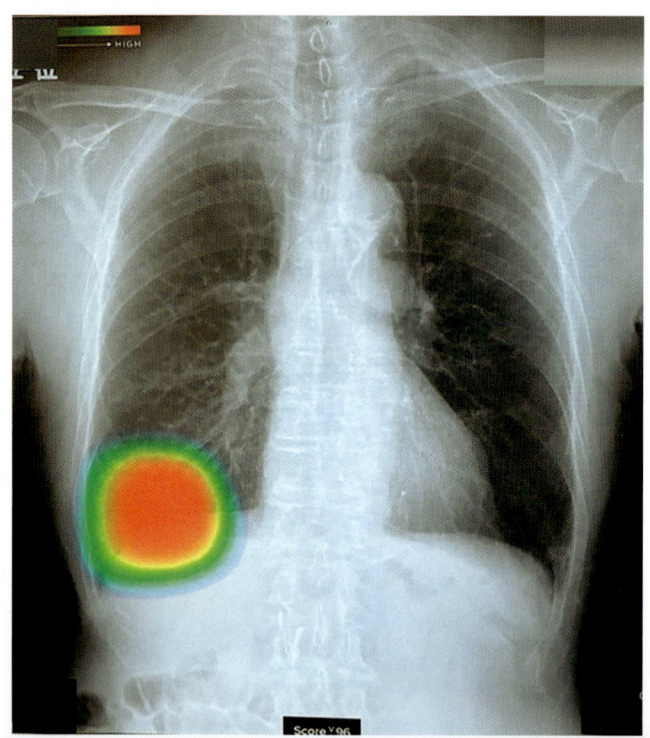

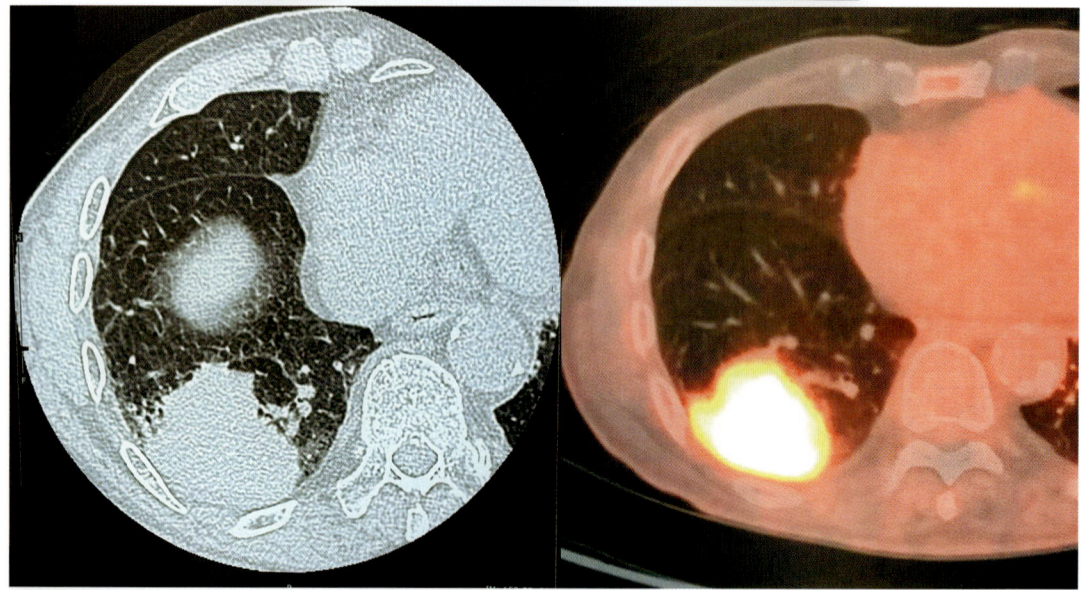

図153 AI解析，胸部CT，PET所見

【解答】右肺下葉腺癌

【解説】右横隔膜と重なる部位に腫瘤影を指摘された。シルエットサインを使えば下葉の陰影であることがわかる。本腫瘍は大きさが7 cmあり，絶対見落としてはならない明らかなもので，AIもスコア96（レベル5）を検出した。術前のCT，PETで横隔膜浸潤が疑われたが，手術では浸潤を認めず，下葉切除が行われた。

症例3（読影難易度★★）：70代 男性

問題：大腸癌術後の経過観察で胸部CT異常陰影を指摘された。胸部X線で異常がみえるだろうか？

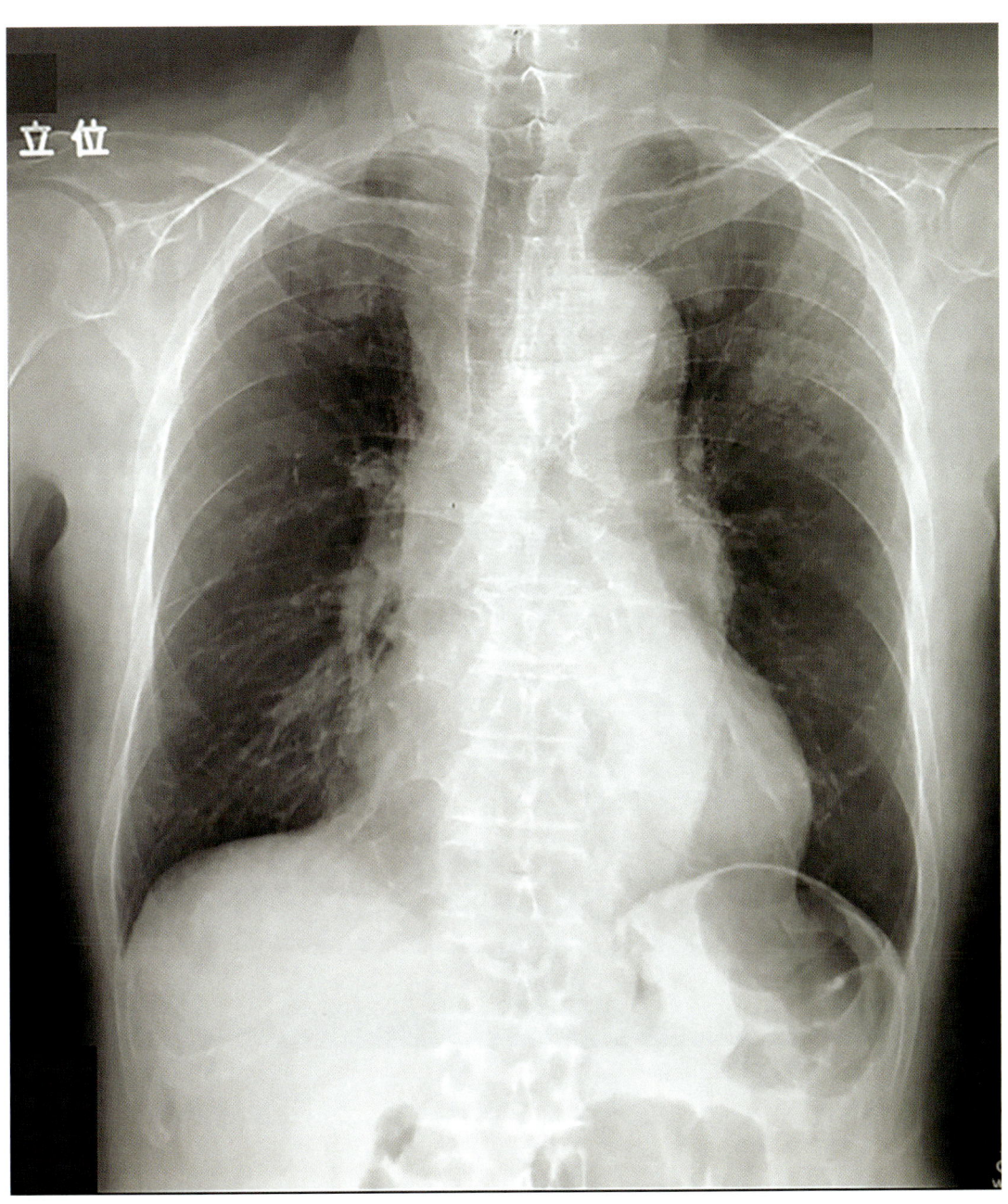

図154 胸部X線写真
（解答・解説は次頁）

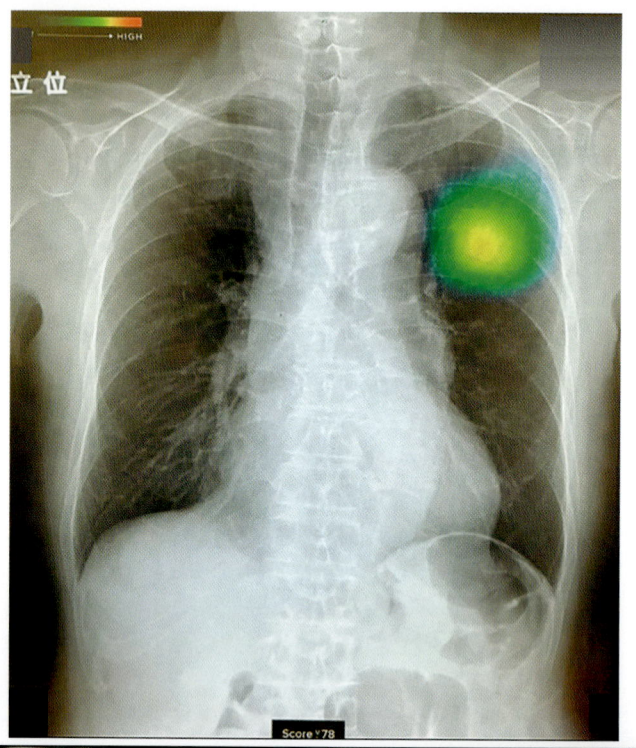

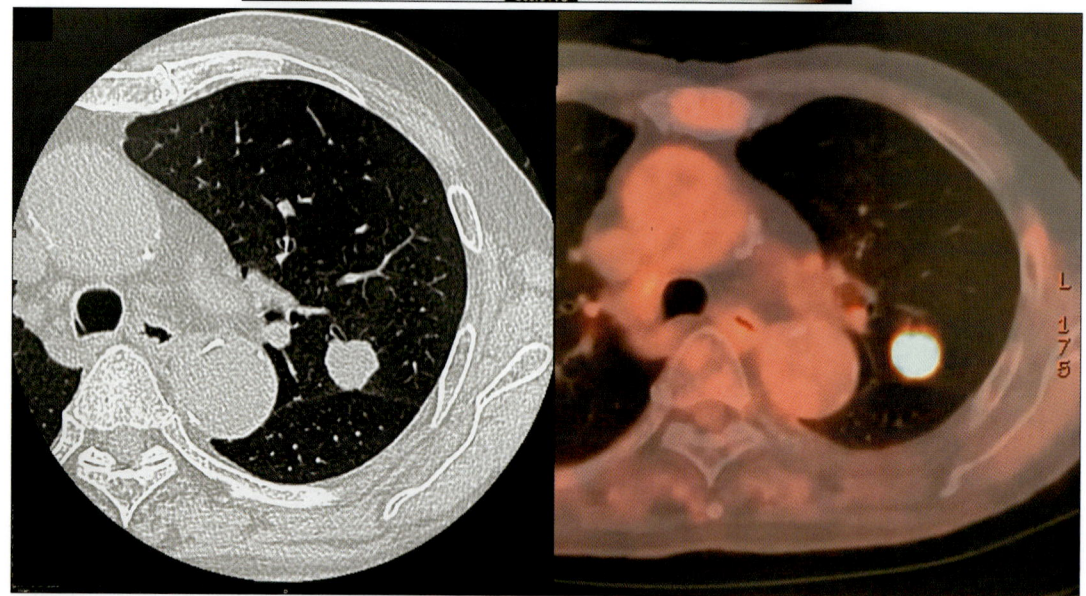

図155 AI解析，胸部CT，PET所見

【解答】左肺上葉腺癌

【解説】大腸癌術後の経過観察で施行した胸部CTで，左肺上葉に不整結節を認め，胸腔鏡手術で大腸癌の肺転移ではなく原発性肺腺癌と診断された。胸部X線でも上肺野に結節影が指摘でき，肋間にあるので比較的明瞭にみえる。AIはスコア78（レベル4）を検出しており，確実に異常を表示している。

症例4（読影難易度★★）：60代 女性

問題：白内障手術前の胸部X線で異常陰影を指摘された。どこに異常があるだろうか？

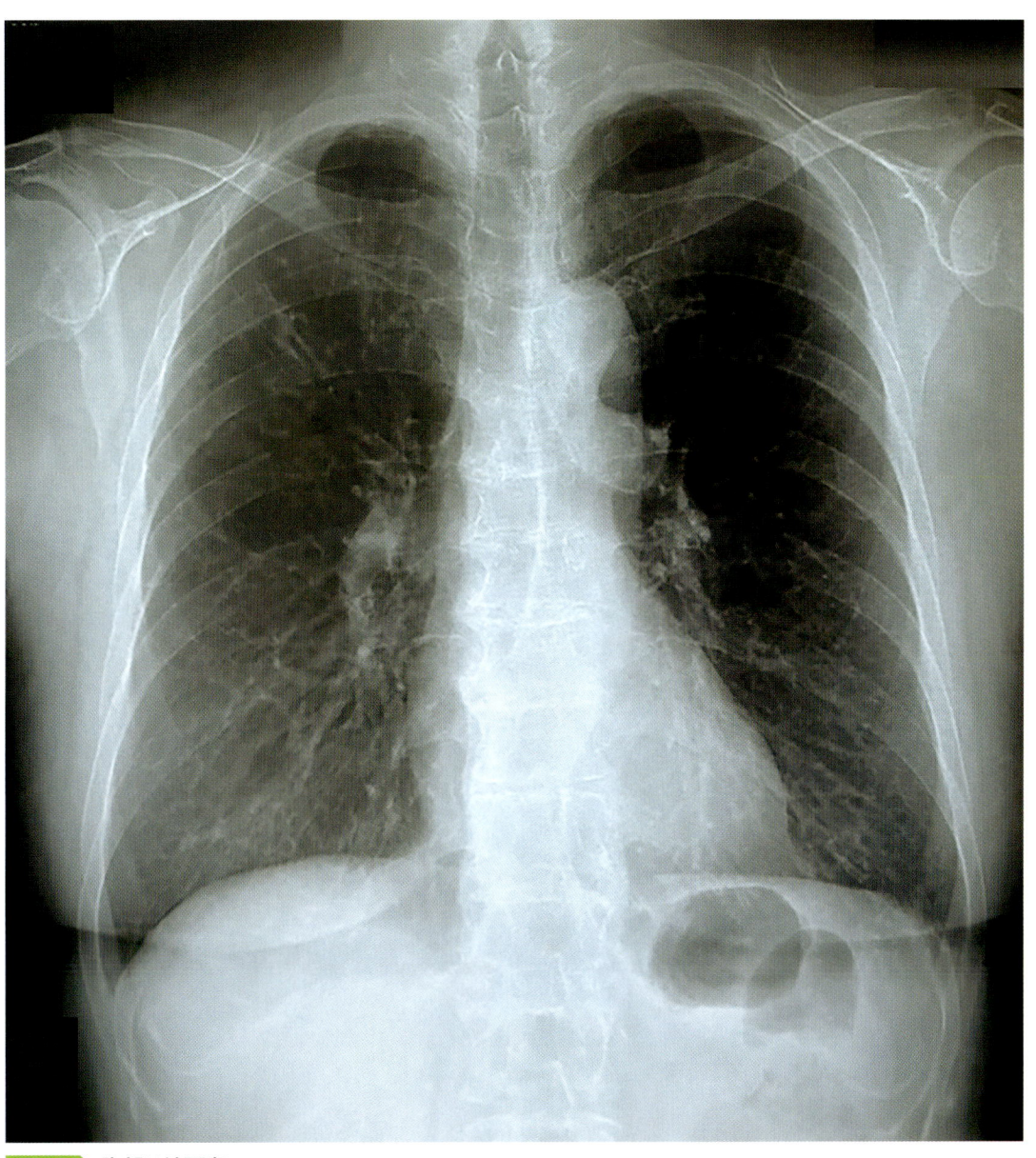

図156 胸部X線写真
（解答・解説は次頁）

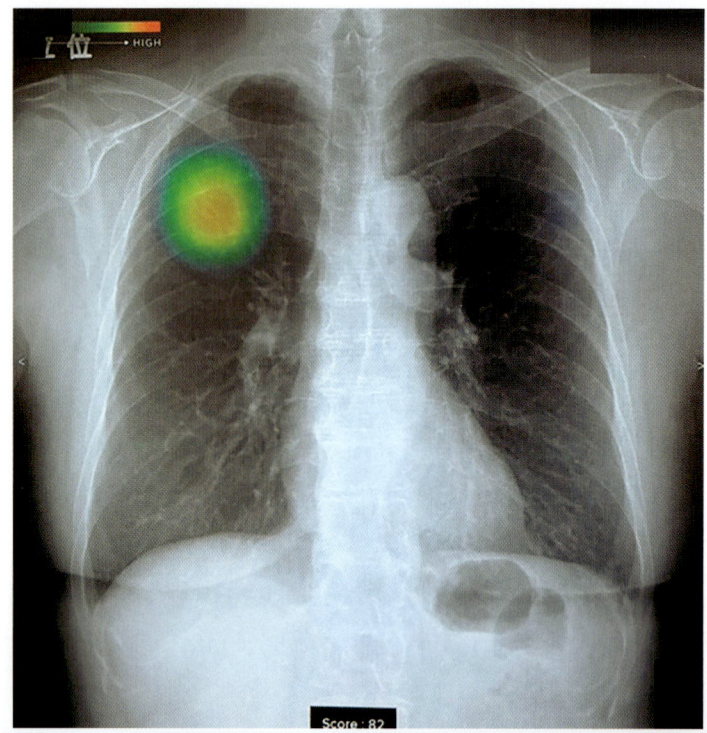

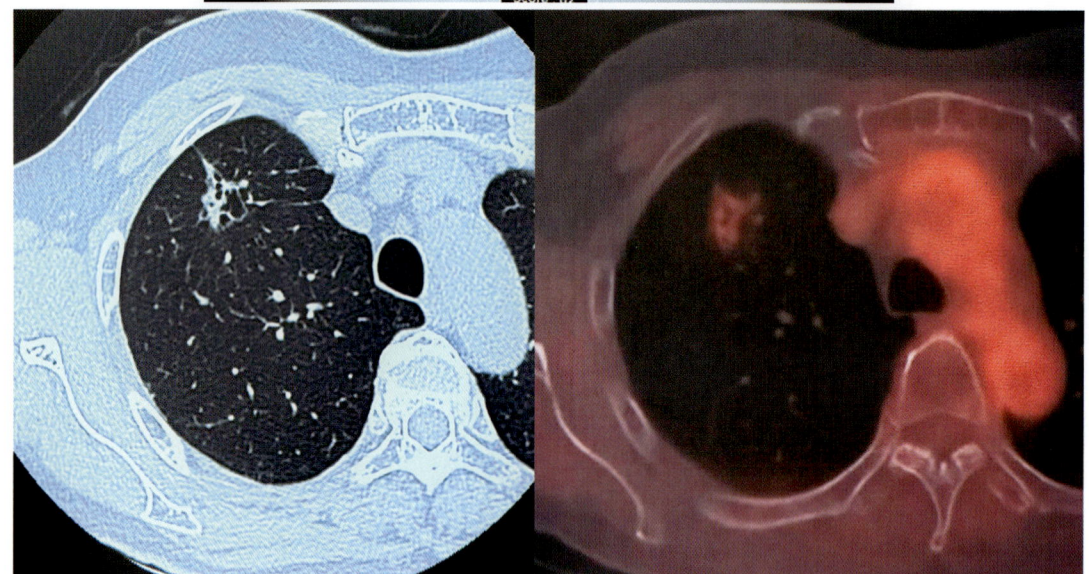

図157 AI解析，胸部CT，PET所見

【解答】右肺上葉腺癌

【解説】胸部X線で右上肺野に線状・索状陰影を認める。結節影ではないため思わずスルーしかねないが，胸部CTをみればその理由がよくわかる。すなわち，不整結節の内部に含気を伴う，bubble like appearanceを呈しているため，PETの集積も低い。AIは優秀で，スコア82（レベル5）の結節影を検出した。

症例5（読影難易度★★★）：70代 男性

問題：心疾患の経過観察で胸部X線のAI診断補助装置が異常を検出した。
　　　どこに異常があるだろうか？

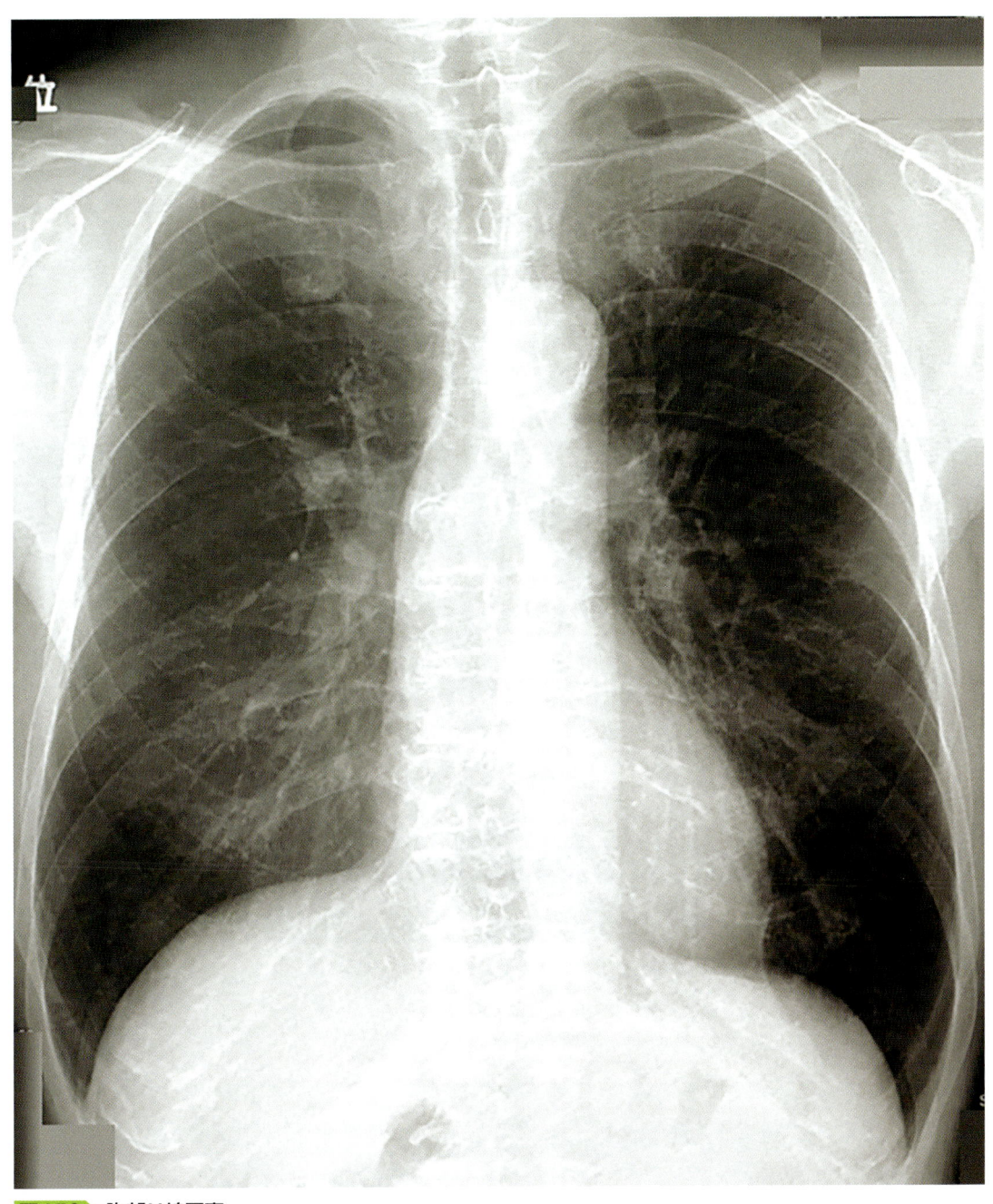

図158 ▶ 胸部X線写真
（解答・解説は次頁）

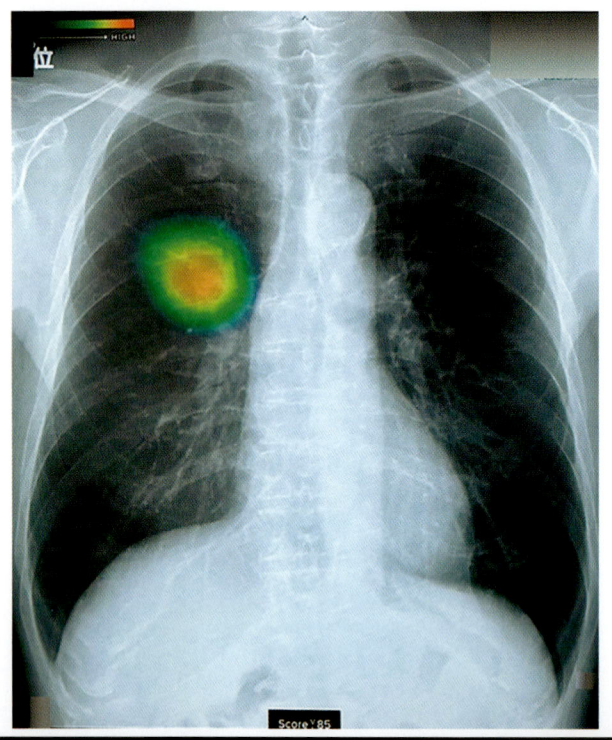

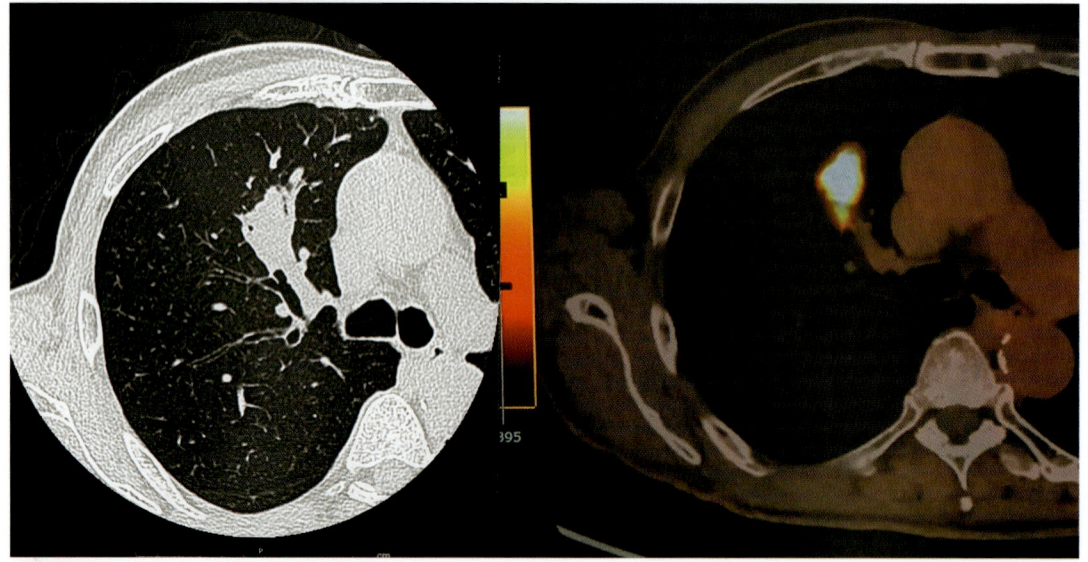

図159 ▶ AI解析，胸部CT，PET所見

【解答】右肺上葉扁平上皮癌

【解説】心疾患で経過観察中の胸部X線で，AIがスコア85（レベル5）の異常を検出して精査となった。胸部CT，PETでは肺癌を強く疑う。気管支鏡検査で右肺上葉の扁平上皮癌と診断された。胸部X線で異常を的確に指摘できるだろうか？　右肺門部の血管影と鑑別必要な結節影であり，読影力が要求される。循環器内科医はAIの診断補助に助けられた。

症例6（読影難易度★★★）：70代 女性

問題：他疾患でフォロー中の胸部CTで異常を指摘された。胸部X線では2カ所に異常を認める。
　　　どこに2カ所異常があるだろうか？

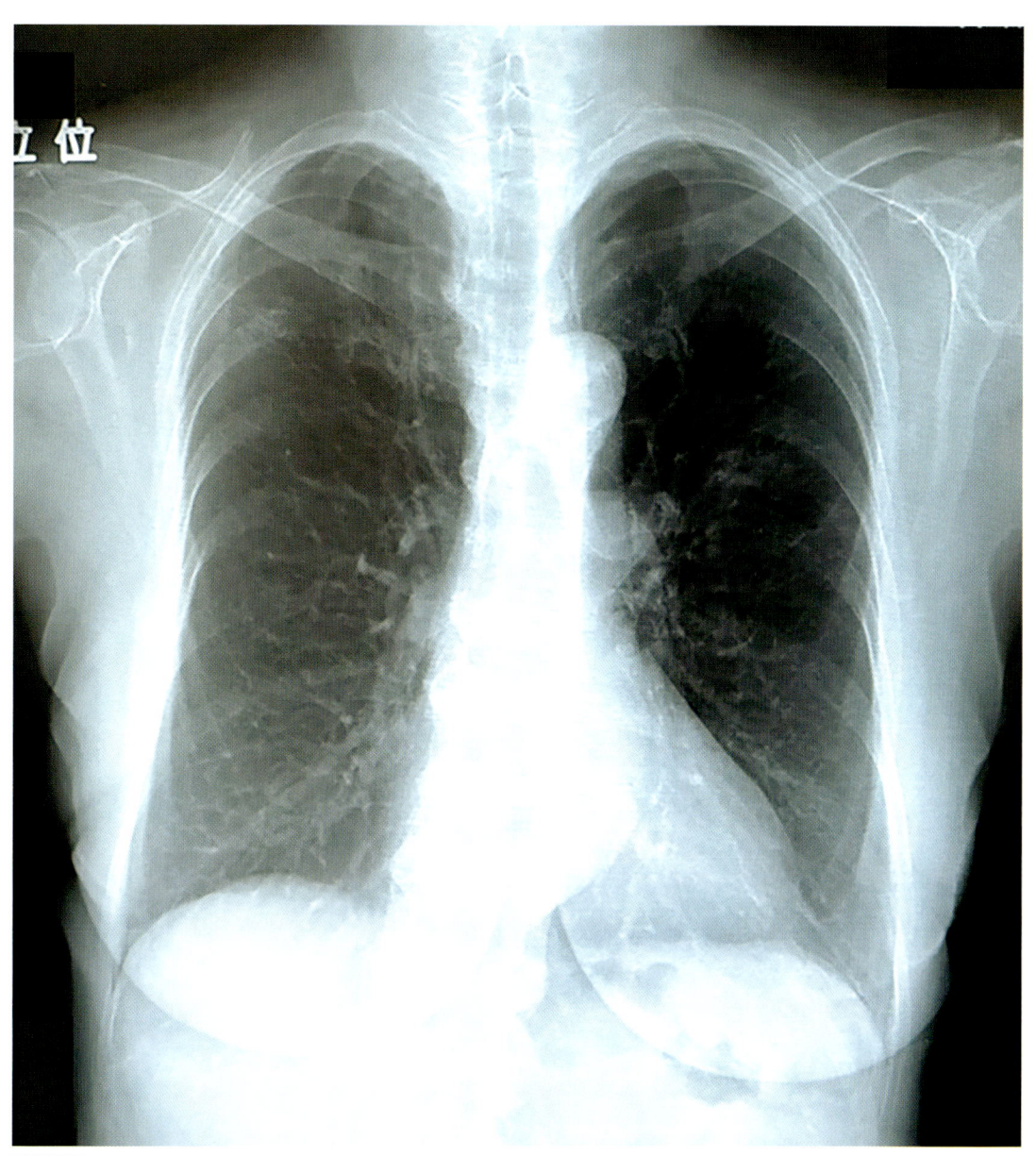

図160 胸部X線写真
（解答・解説は次頁）

第7章　胸部X線読影の実力試し：AIにチャレンジしてみよう！

161

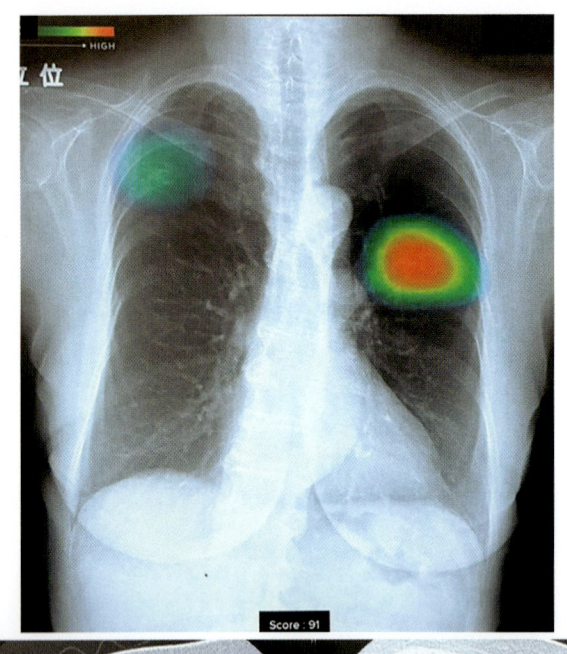

右肺腺癌　　　　　　　　　　　　　　　　　　左肺腺癌

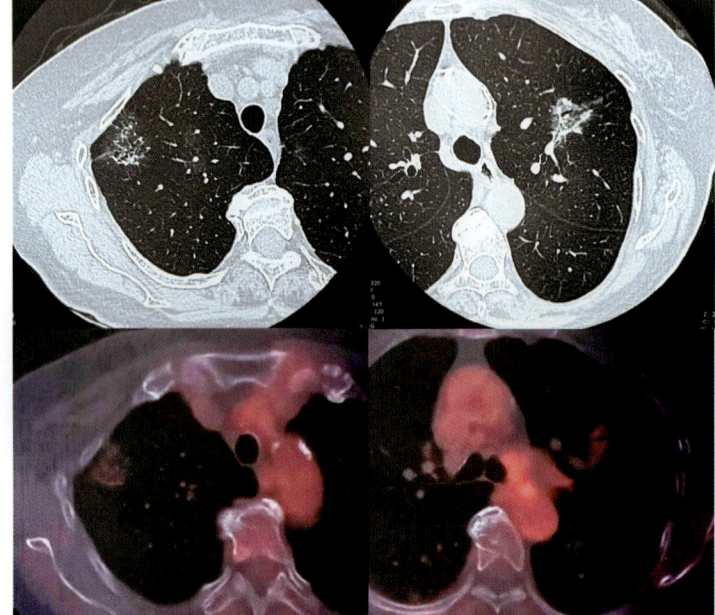

図161 ▶ AI解析，胸部CT，PET所見

【解答】両側肺腺癌

【解説】胸部X線で右上肺野と左中肺野に淡い結節影を認める。専門医以外では見落とす可能性があるが，肺がん検診では見落としてほしくない陰影である。AIは左側でスコア92（レベル5），右側では中等度（スコア不明）の異常を検出した。胸部CT，PETではすりガラス陰影を含む不整陰影であり，肺癌を強く疑う。気管支鏡検査で両側の多発腺癌と診断された。

症例7（読影難易度★★★）：60代 男性

問題：会社の健診の胸部X線で異常陰影を指摘された。どこに異常があるだろうか？

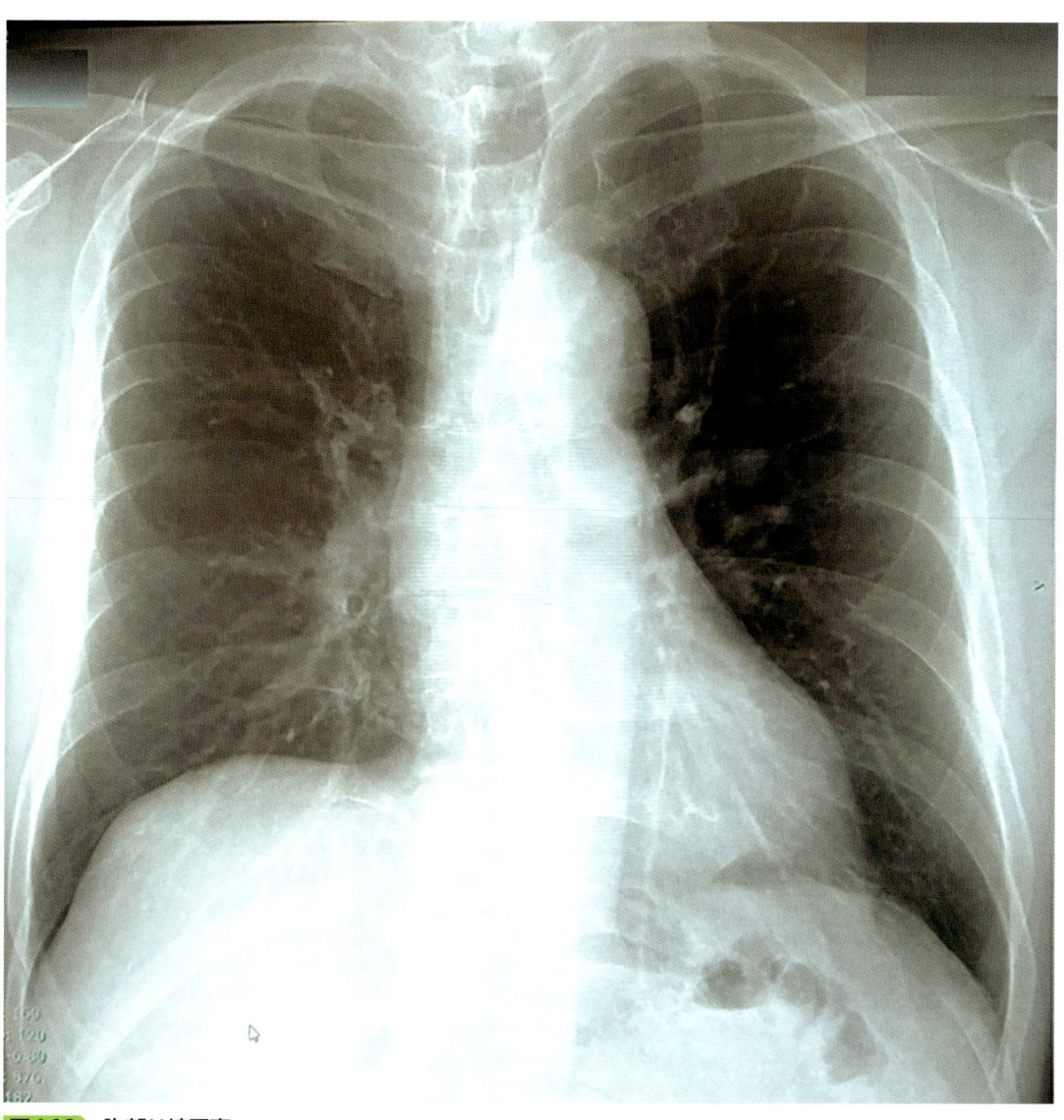

図162▶ 胸部X線写真
（解答・解説は次頁）

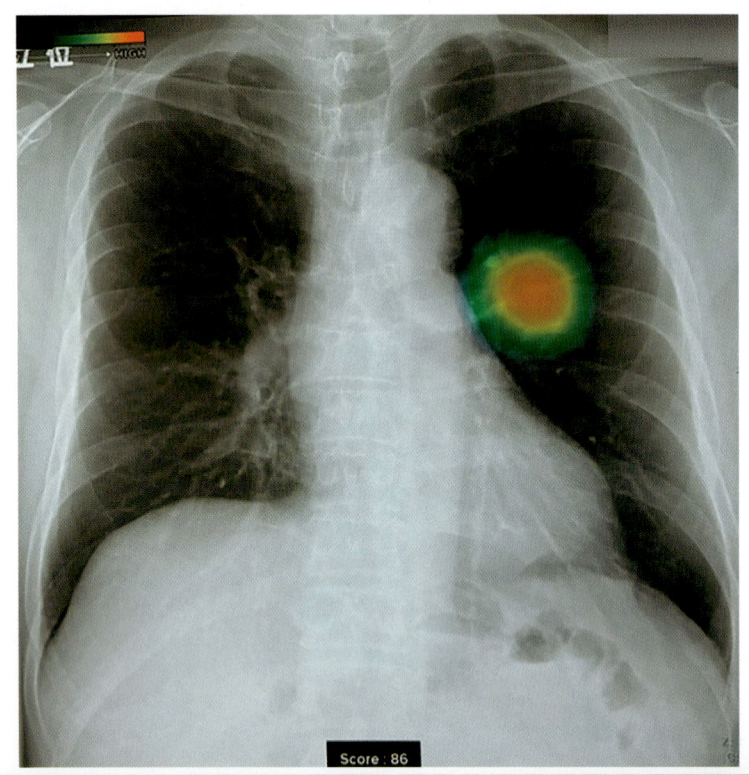

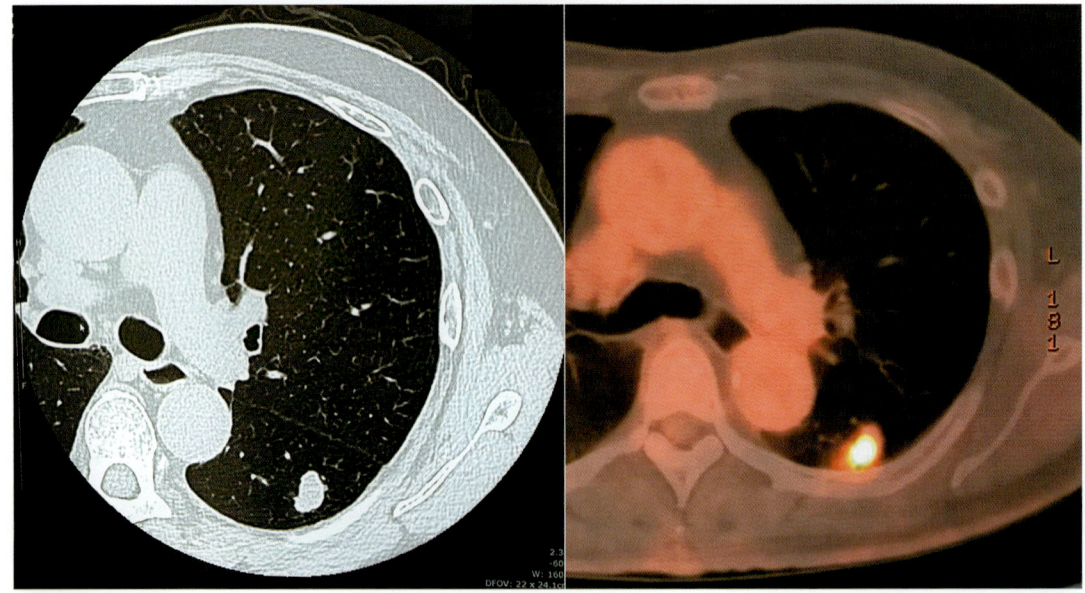

図163 AI解析，胸部CT，PET所見

【解答】左肺下葉小細胞癌

【解説】胸部X線で左中肺野に淡い小結節影を認める。ちょうど肺動脈の外側に位置しており注意しないと見落とす可能性があるが，本症例は会社の健診で見事に指摘された。AIはスコア86（レベル5）の異常を検出している。胸部CTは小型の充実性不整結節を認め，PETは高集積で肺癌を強く疑う。胸腔鏡手術で左下葉の肺小細胞癌と診断された。

症例8（読影難易度★★★★）：50代 男性

問題：検診で異常陰影を指摘された。この異常が指摘できるだろうか？

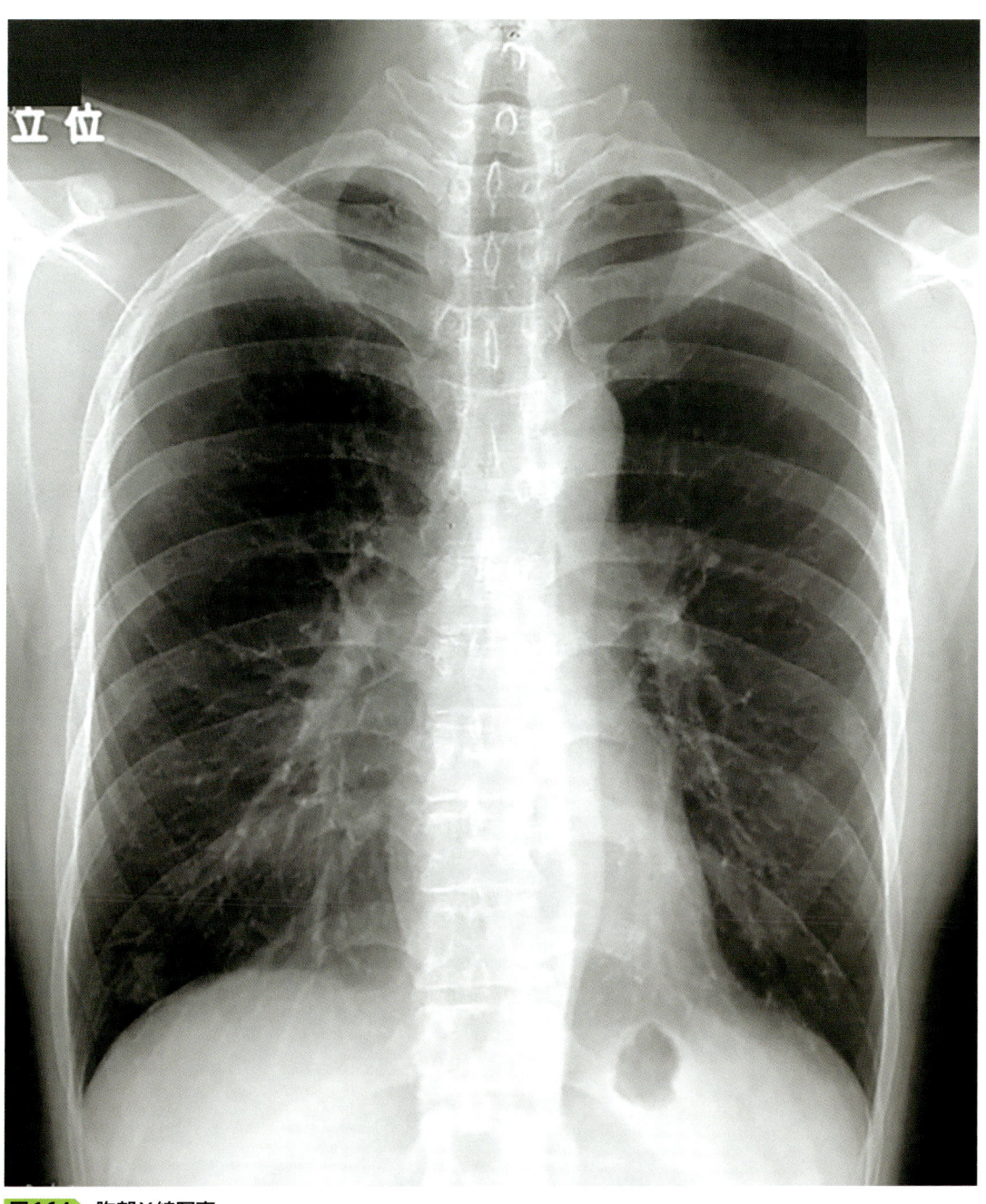

図164 胸部X線写真
（解答・解説は次頁）

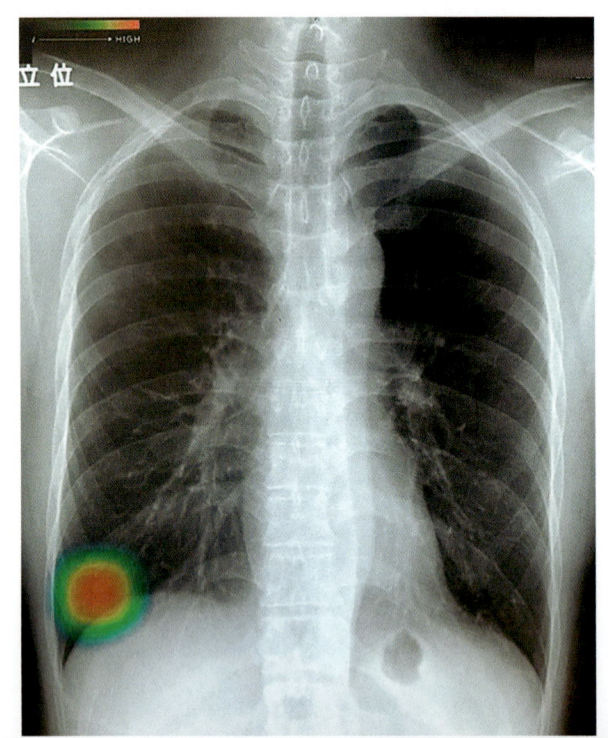

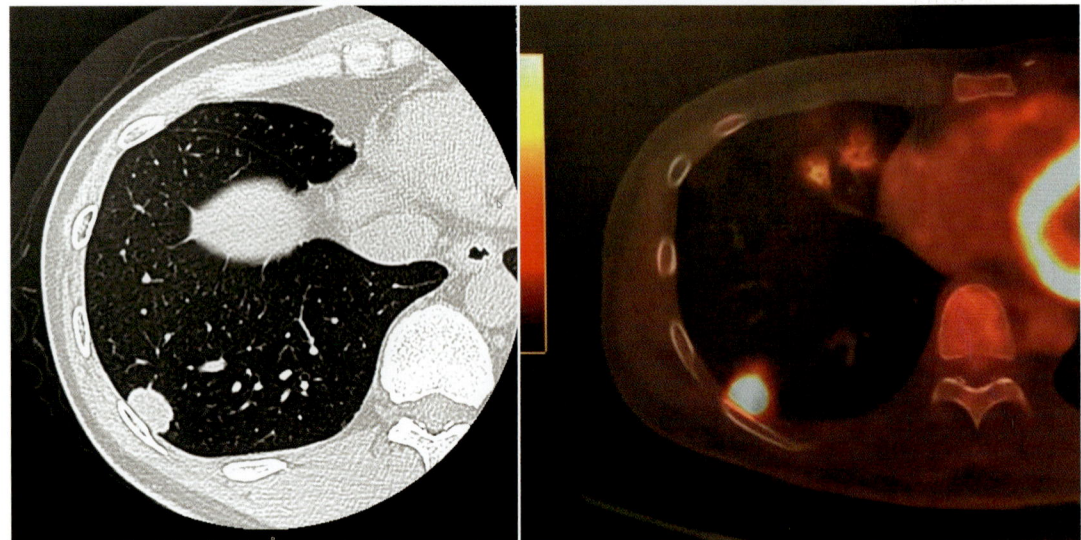

図165 ▶ AI解析，胸部CT，PET所見

【解答】右肺下葉腺癌

【解説】検診の胸部X線で，右下肺野横隔膜上に小結節影が指摘された。これは熟練した読影医でも見逃すかもしれない。しかし，AIは同部位にスコア90（レベル5）を検出し，読影医を強力に支援してくれた。胸部CT，PETでも肺癌を強く疑う。胸腔鏡手術で右肺下葉の腺癌と診断された。

症例9（読影難易度 ★★★★）：50代 女性

問題：人間ドックの胸部X線健診で異常陰影を指摘された。

この異常を指摘できるだろうか？

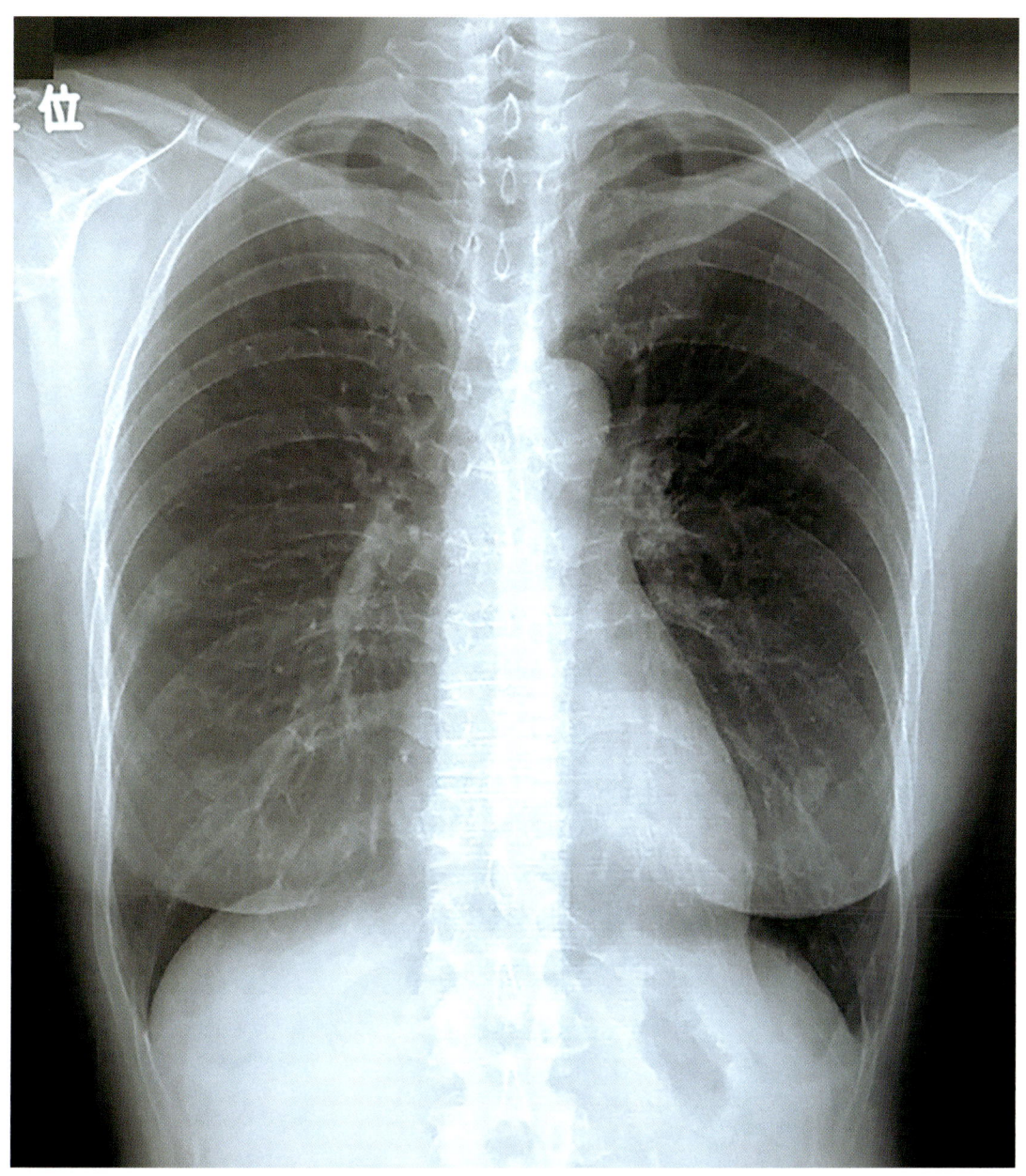

図166 胸部X線写真
（解答・解説は次頁）

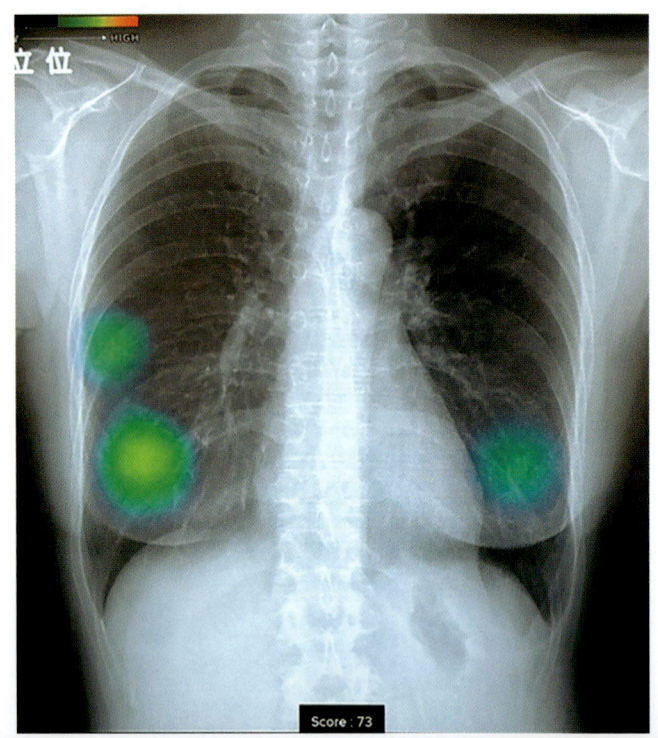

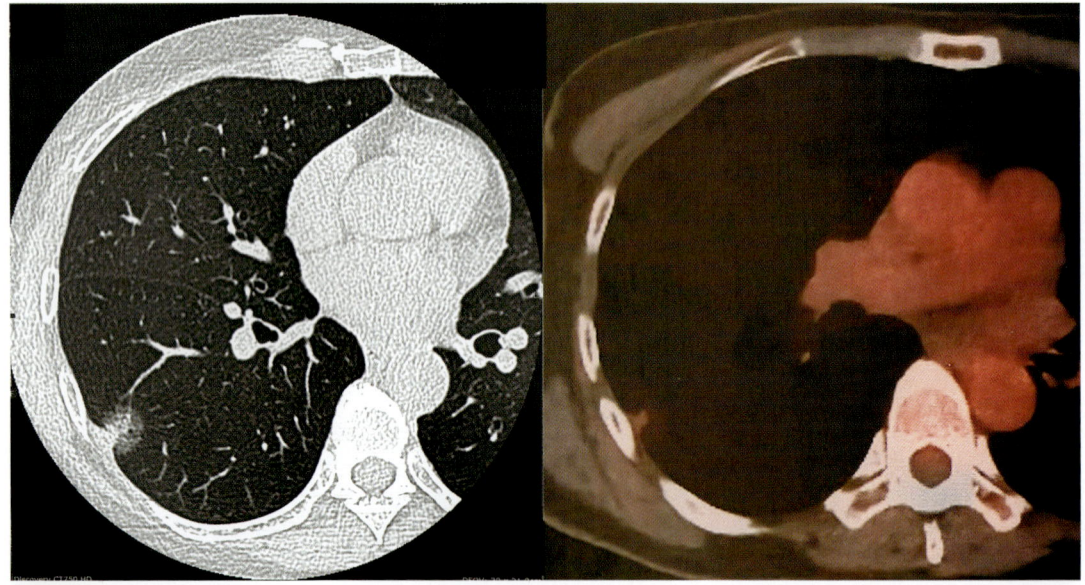

図167 AI解析，胸部CT，PET所見

【解答】右肺下葉腺癌

【解説】胸部X線で右中肺野に第8肋骨と重なる淡い小結節影を指摘された。また両側下肺野には乳頭と考えられる陰影も認める。こちらに気を取られると中肺野の陰影を見逃すかもしれない。AIは右乳頭にスコア73（レベル4），中肺野の陰影にも中等度の異常（スコア不明）を検出した。胸部CTではすりガラス陰影を認め，PETの集積は軽度，胸腔鏡手術で右肺下葉の腺癌と診断された。

問題：検診で異常陰影を指摘された。多発肺癌である。
2カ所の異常が指摘できるだろうか？

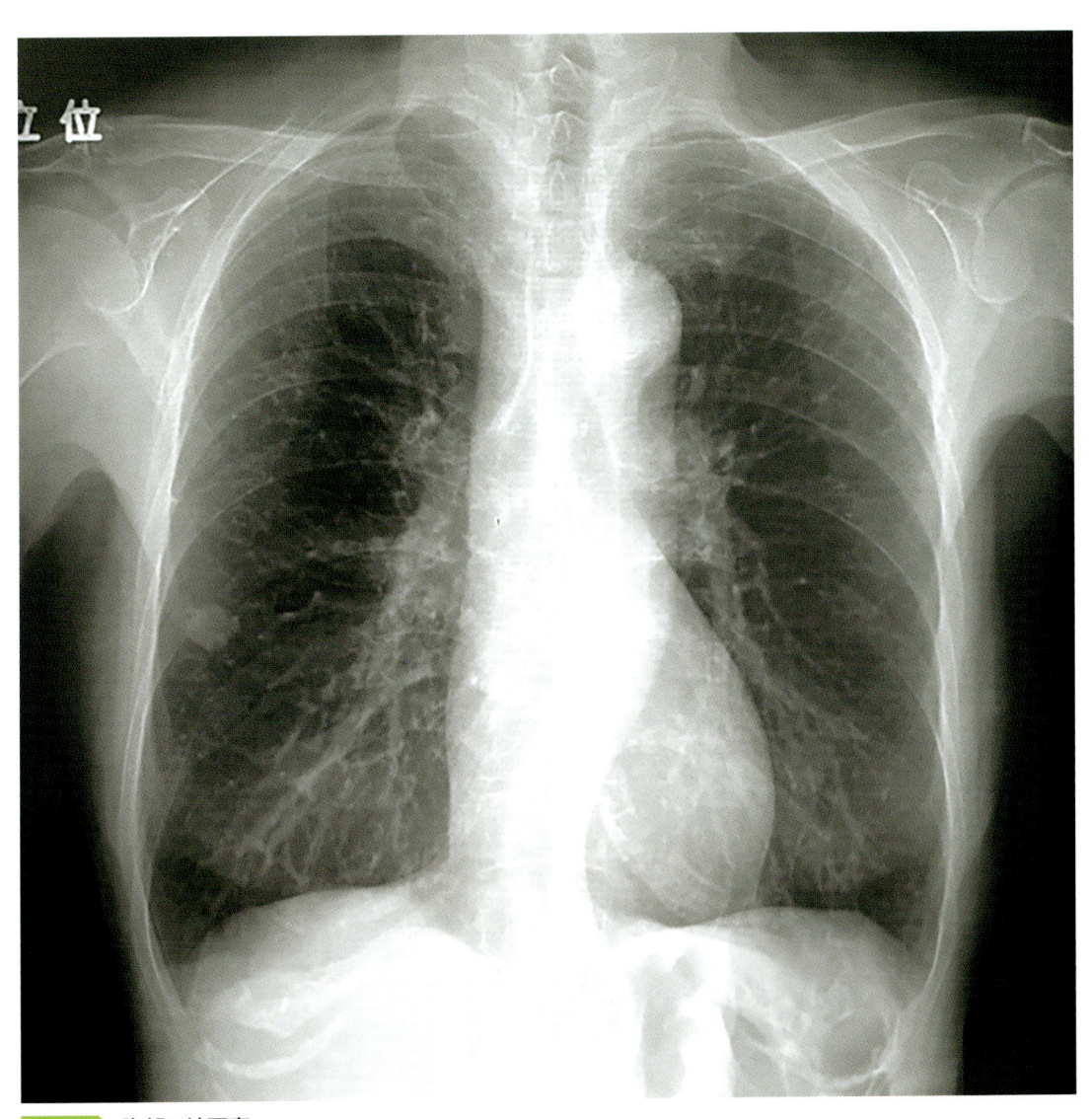

図168 胸部X線写真
（解答・解説は次頁）

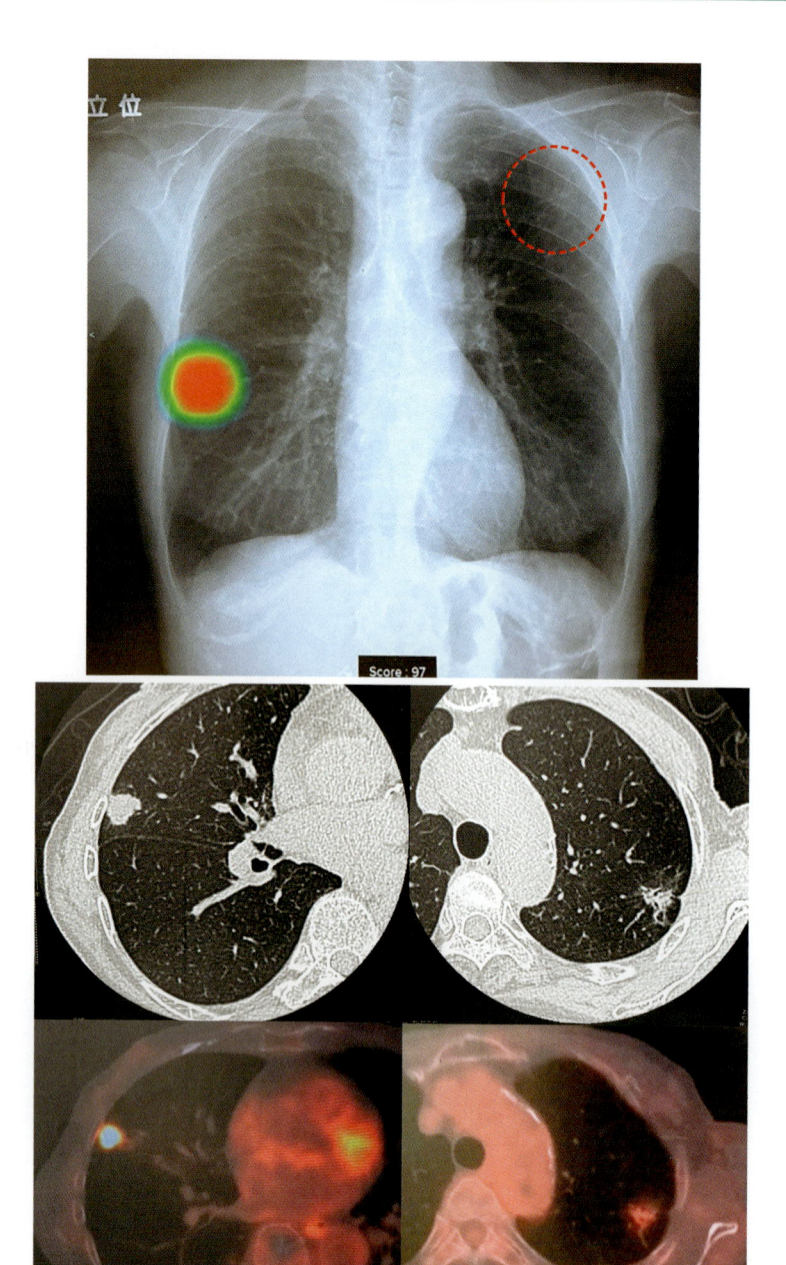

図169 AI解析，胸部CT，PET所見

【解答】両側多発肺腺癌

【解説】検診で右中肺野に結節影が指摘された。この読影は容易でAIもスコア97（レベル5）を検出した。しかし，胸部CT，PETでは右側はもちろん左側にも肺癌を疑う結節を認めた。気管支鏡検査で右肺中葉と左肺上葉の肺腺癌と診断された。この胸部X線では，AIも検出できない左側の異常（赤丸部）の指摘はきわめて困難であり（難易度★★★★★），右側の異常陰影がなければ偽陰性となったかもしれない。

おわりに

　胸部X線診断においてAIを活用する試みは実際に応用されるようになってもうすぐ4年が経過し，臨床や健診の現場で有用性が示されてきた。特に，明らかな異常を見逃すリスクを減らせるだけでなく，これまで指摘が困難であった異常も検出してくれる可能性があり，AIを上手に活用すれば，胸部X線検査における肺癌早期発見の確率向上につながる。また，AIは読影医のレベルを引き上げ，医師の負担を軽減（働き方改革をサポート）してくれるツールにもなる。

　しかし一方で，AIの限界も理解して適切な運用を行わなければ，要精検率が上昇し，逆効果になることもありうる。また，現時点でのAIの読影はセカンドリーディングで使用することが原則であることを忘れてはならない。本マニュアルに記載された評価基準を参考にして，運用手順を遵守することでAIを味方につけ，胸部X線検査の精度管理の向上に役立てていただければ幸いである。

　最後に，本書を出版するにあたり，終始懇切ご丁寧なご支援をいただいたメジカルビュー社の鈴木吉広氏，苅谷竜太郎氏に心より感謝申し上げます。

索 引

た・な

は

胸部X線読影におけるAI活用術

2025年 4月20日　第1版第1刷発行

■著　者　中村廣繁

■発行者　吉田富生

■発行所　株式会社メジカルビュー社
〒162-0845　東京都新宿区市谷本村町2-30
電話　03（5228）2050（代表）
ホームページ　https://www.medicalview.co.jp/

営業部　FAX 03（5228）2059
E-mail eigyo@medicalview.co.jp

編集部　FAX 03（5228）2062
E-mail ed@medicalview.co.jp

■印刷所　株式会社真興社

ISBN 978-4-7583-2401-4 C3047

©MEDICAL VIEW, 2025. Printed in Japan